T0278459

Viajes a tierras inimaginables

Dasha Kiper

Viajes a tierras inimaginables

Historias sobre demencia, cuidadores y el funcionamiento de la mente

Traducción de Francisco J. Ramos Mena

Libros del Asteroide

Primera edición, 2024
Título original: *Travelers to Unimaginary Lands*

Queda rigurosamente prohibida, sin la autorización
escrita de los titulares del *copyright*, bajo
las sanciones establecidas en las leyes, la reproducción
total o parcial de esta obra por cualquier medio
o procedimiento, incluidos la reprografía
y el tratamiento informático, y la distribución
de ejemplares mediante alquiler o préstamo públicos.

Copyright © 2023, Darya Kiper
All Rights Reserved

© de la traducción, Francisco J. Ramos Mena, 2024
© de esta edición, Libros del Asteroide S.L.U.

Revisión científica a cargo de Violeta Llonch

Imagen de cubierta: iStock

Publicado por Libros del Asteroide S.L.U.
Santaló, 11-13, 3.º 1.ª
08021 Barcelona
España
www.librosdelasteroide.com

ISBN: 978-84-19089-80-9
Depósito legal: B. 2047-2024
Impreso por Kadmos
Impreso en España - Printed in Spain
Diseño de colección: Enric Jardí
Diseño de cubierta: Duró

Este libro ha sido impreso con un papel ahuesado,
neutro y satinado de ochenta gramos, procedente de bosques
correctamente gestionados y con celulosa 100 % libre de cloro,
y ha sido compaginado con la tipografía Sabon en cuerpo 11.

A mis padres, Masha (Mariya) y Alex Kiper

Índice

Prefacio

Cuando tenía veinticinco años me fui a vivir con un hombre de noventa y ocho. No lo había planeado, no estaba segura de querer hacerlo y no sabía si podría servirle de algo. Aquel hombre, al que llamaré señor Kessler, no era amigo ni pariente mío. Era un superviviente del Holocausto, estaba sufriendo las primeras fases de la enfermedad de alzhéimer y me habían contratado para cuidar de él. Aunque yo tenía formación en psicología clínica, no era en absoluto una cuidadora profesional. Me habían contratado porque Sam, el hijo del señor Kessler, creía que su padre no debería vivir solo, no necesariamente porque no fuera capaz, sino porque le vendría bien algo de ayuda en casa.

Como muchos enfermos de alzhéimer, el señor Kessler se negaba a reconocer su enfermedad, y hacía su vida como si solo estuviera abrumado por los achaques normales de la edad y no por una patología irreversible y debilitante. Si ponía el detergente de la ropa en el horno u olvidaba en qué piso vivía, meneaba la cabeza y comentaba con un suspiro: *Mayn kop arbet nisht* («No me funciona la cabeza»). Pero solo era un lamento, no un diagnóstico. Y aquella negación, a la vez clínica y profundamente humana, llevaba también a su hijo a calibrar erróneamente la enfermedad.

Una vez instalada en el apartamento de dos dormitorios del señor Kessler, en el Bronx, me convertí, como tantos cuidadores, en una especie de depositaria de obsesiones ajenas: «¿Dónde están mis llaves?»; «¿Has visto mi cartera?»; «¿Qué día es hoy?»; «¿Dónde vives?»; «¿Dónde viven tus padres?»... Durante el año que lo cuidé, no es solo que me hiciera diariamente esas preguntas: me las hacía nueve o diez veces al día, todos los días, cada día. Y como siempre me las hacía «por primera vez», su sensación de apremio nunca menguaba, y yo hacía mío ese apremio. Quería ayudarle, pero me era imposible. Quería que apreciara mis esfuerzos, pero le resultaba imposible *a él*.

Un año antes de mudarme, en 2009, estaba siguiendo la trayectoria académica para obtener un doctorado en Psicología Clínica, estudiando la patología principalmente a través del desapasionado prisma del análisis cuantitativo, y haciendo especial hincapié en la depresión, el trastorno por estrés postraumático (TEPT), el trastorno por duelo prolongado (también llamado duelo complicado) y la ansiedad. Aunque en ciertos aspectos mis estudios resultaban gratificantes, no podía evitar cierta sensación de desapego debido a las generalizaciones propias de la investigación y el estudio estéril e impersonal de la enfermedad. Entendía que los datos empíricos y los ensayos clínicos eran esenciales, pero también sabía que no brindaban una perspectiva completa de las afecciones neurológicas, y no tardé en sentirme desilusionada de los dogmas y marcos teóricos.

Lo que en última instancia terminó apartándome del ámbito académico fue lo mismo que inicialmente me había atraído hacia él: antes de estudiar Psicología Clínica había estado estudiando al doctor Oliver Sacks. Nunca llegué a conocerlo en persona, pero desde que leí por primera vez *El hombre que confundió a su mujer con un sombrero* en la adolescencia, había interiorizado su voz, su sensibilidad y su marco de referencia. Lo que me enamoró del doctor Sacks fue lo mucho que él se enamoraba de sus pacientes. En la narración de sus historias, en las que integraba a la perfección la neurología con el estudio de la identidad, era imposible separar sus observaciones clínicas de sus afectos personales. Quizá por eso me encantaba que hubiera adoptado la expresión «ciencia romántica», del neuropsicólogo soviético Aleksandr Lúriya, su amigo y mentor, para describir su trabajo.[1]

Aunque la expresión «ciencia romántica» es un guiño a la tradición del siglo XVIII de incorporar detalles personales al estudio de la enfermedad, también parecía apropiada en una acepción más corriente. El doctor Sacks se mostraba tan profundamente conmovido e impresionado por la forma en que sus pacientes navegaban por su propio mundo y daban sentido a su vida —tanto a pesar de las afecciones que padecían como a causa de ellas— que sus estudios de casos no parecían meras exploraciones de la conciencia humana, sino auténticas odas a seres humanos concretos. De modo que cuando me pidieron que cuidara del señor Kessler lo vi como una oportunidad para observar cómo una persona luchaba por preservar su propia identidad incluso cuando una enfermedad neurológica la erosionaba.

Algunas mañanas el señor Kessler sabía quién era yo; otras no. Algunos días le molestaba mi presencia; otros se alegraba de tener mi compañía. Y otros, como en un ligero reproche de su propia falta de memoria, me miraba y murmuraba: «¿Cuánto tiempo llevo así?»; o «¿Por qué no me acuerdo?»; o «¡No sé cómo me aguantas!». Aunque esta oscilación entre la confusión y la autoconciencia suele formar parte de la enfermedad, no suele reflejarse en el discurso clínico. En su lugar, empleamos términos como *insight* o *percepción* para referirnos al conocimiento que supuestamente tienen los pacientes de su propia enfermedad. Pero ese tipo de términos me parecen ingenuamente binarios. La «percepción» no es un interruptor que se enciende o se apaga en una persona con demencia. De hecho, ninguna descripción del grado de conciencia de un paciente puede captar la naturaleza compleja y contradictoria de una mente sometida a presión ni, en su caso, de la mente que intenta aliviar dicha presión.

Por su parte, a Oliver Sacks no le gustaba el término *déficit*, que consideraba «la palabra favorita de la neurología».[2] No le gustaba porque tiende a reducir al paciente a un sistema funcional que o bien funciona adecuadamente, o bien no lo hace. Al igual que *percepción*, es un término que no admite ambigüedad. Y lo que resulta a la vez doloroso y desconcertante de las demencias, los trastornos neurocognitivos graves —que presumiblemente tienen todos que ver con el déficit: pérdida de memoria, pérdida de atención, pérdida de inhibición, pérdida de capacidad de juicio— es que, antes de que dicha pérdida se produzca, suele haber abundancia: abundancia de gritos, discusiones, defensas, invenciones y acusaciones. Más concretamente, suele haber abundancia del yo. Cuando hay pérdida, puede haber comportamientos compensatorios, momentos en los que, lejos de rendirse a la enfermedad, el cerebro se arma con las facultades que aún conserva intactas, agrupando todas las fuerzas de las que dispone para compensar aquello que se le escapa.

Nos referimos a este tipo de compensación como el recurso a nuestra «reserva cognitiva», lo cual resulta a la vez apropiado e irónico dada la agitación y el caos que engendra este recurso oculto tanto para el paciente como para el cuidador.[3] Mediante el uso de las redes neuronales que aún funcionan, el cerebro intenta preservar la propia identidad de la persona, permitiendo a los pacientes discutir, seducir, convencer, inventar, acusar y perseverar.* Todo eso hace que la línea divisoria entre patología y resiliencia resulte cada vez más difusa. De hecho, podría decirse que es la reserva cognitiva del paciente, antes que el propio trastorno, lo que explica en un primer momento el comportamiento que tanto nos desconcierta.

A diferencia del cáncer o la insuficiencia cardíaca, las enfermedades cerebrales no conllevan una delimitación clara entre la patología y el paciente. Los pacientes son «cómplices» de su dolencia, con la que forman —en palabras del doctor Sacks— «un largo matrimonio..., un único ser compuesto».[4] En ese caso, ¿quién es exactamente

---

* A lo largo del presente volumen utilizo de manera indistinta los términos *mente* y *cerebro*, aunque prefiero *cerebro* para describir procesos concretos y *mente* para hablar de la naturaleza humana en general. Este uso no significa que apoye a ninguno de los dos bandos del complejo y acalorado debate «mente-cuerpo».

el responsable del comportamiento extraño o caprichoso? El hombre que irrumpió en mi habitación en plena noche para pedirme que buscara su pasaporte era el mismo que dos minutos después de encontrarlo me dijo que me fuera porque no me necesitaba para nada. El hombre que me habló tranquilamente de su infancia durante horas era el mismo que le dijo a su hijo que él y yo no hablábamos nunca y que prefería vivir solo.

Cuanto más conocía al señor Kessler, más lo veía como un ser «compuesto» cuyas contradicciones no eran un mero subproducto del deterioro cognitivo, sino manifestaciones de un hombre que deseaba dos cosas a la vez: ser completamente independiente y, aun así, recibir atención constante. Y era ese hombre cómplice de su enfermedad el que me tenía desconcertada. Irónicamente, la misma cualidad que yo admiraba en los pacientes del doctor Sacks, «la preservación del yo», estaba haciendo ahora mi trabajo mucho más difícil.[5]

En la medida en la que el señor Kessler oscilaba entre conocerme e ignorarme, entre desear mi compañía y rechazarla, entre comer felizmente las comidas que le preparaba y acusarme de querer aprovecharme de su hospitalidad, yo me sentía empujada hacia extremos opuestos: sentirme útil o sentirme una intrusa. Sus oscilaciones empezaron a arrastrar consigo mi propia sensación de desarraigo existencial. ¿Por qué estaba allí? ¿Qué estaba haciendo? ¿Servía de algo? Aquel fue el primer indicio de que las personas con demencia siguen siendo capaces de encontrar tu parte más vulnerable y de hurgar en ella hasta que tú mismo te vienes abajo.

Una noche, cuando yo llevaba alrededor de siete meses en su casa, el señor Kessler se subió a una silla con gesto vacilante para cambiar la pila de un detector de humo. Cuando le advertí del peligro que entrañaba y me ofrecí a ayudarle, me espetó, como tenía por costumbre, que allí mandaba él y no necesitaba ayuda. Normalmente, cuando él intentaba arreglar algo yo lo distraía para evitarlo. Pero esa vez, solo por un minuto, necesitaba que entendiera que existía una realidad objetiva. «Olvídese de la alarma —le dije con voz firme—. Es demasiado peligroso.» Me rechazó con un gesto de la mano y puso un pie en la silla. Espoleada por su condescendencia, sentí un inusitado impulso de privarlo de su delirio. Estaba harta de jugar a ese juego, harta de ser su cómplice en la creencia de que no le pasaba nada, lo cual, irónicamente, le permitía cuestionar mi presencia en su casa. Así que hice algo que los cuidadores no deberían hacer nunca: me puse a discutir con él. Temblando de indignación, le grité que nunca hacía nada él solo, que siempre necesitaba mi ayuda, que no era capaz de vivir por su cuenta.

Aunque a él mi arrebato no pareció inmutarlo y se desvaneció de su memoria a los diez minutos, a mí me perturbó tanto que durante semanas sucumbí a la apatía. Seguía realizando mis tareas habituales —decirle al señor Kessler las frases que quería oír, animarlo a contar sus historias, recordarle a las personas que habían llamado ese día—, pero a menudo me sentía desesperanzada y confusa. Además, creía que estaba fallando, puede que no en mis obligaciones, pero sí como ser humano. ¿Qué decía de mí el hecho de que fuera capaz de gritarle a un hombre de noventa y nueve años que sufría demencia? ¿Dónde estaba el «desapego compasivo» que el doctor Sacks juzgaba indispensable para cuidar de las personas con discapacidades neurológicas? Es cierto que Sacks podía dejar a sus pacientes al final del día y volver a su casa de West Village a relajarse y reponer fuerzas, mientras que yo, en cambio, no tenía a dónde ir. Aun así, sentía que estaba traicionando lo que había aprendido de sus libros.

Era justo, pues, que uno de sus libros viniera a rescatarme. Un día, hojeando *El hombre que confundió a su mujer con un sombrero*, me sorprendió un párrafo que probablemente ya hubiera leído una docena de veces. Aparece en el caso de «El marinero perdido», que trata de un hombre «encantador, inteligente y desmemoriado» que vivía en una residencia de ancianos cerca de la ciudad de Nueva York.[6] «Jimmie G.», como lo llamaba el doctor Sacks, padecía el síndrome de Kórsakov, una dolencia que lo incapacitaba para formar nuevos recuerdos. Como consecuencia, creía tener diecinueve años cuando en realidad tenía cuarenta y nueve. Tal vez debido precisamente a que el contraste entre la autopercepción de Jimmie G. y su realidad era tan marcado, el doctor Sacks cedió a un impulso repentino: le acercó un espejo a la cara y lo invitó a mirarse en él. Lógicamente, Jimmie G. se sintió horrorizado y lleno de pánico ante lo que vio. Comprendiendo de inmediato su error, Sacks se dedicó a tranquilizar a Jimmie hasta que olvidó lo que le había mostrado el espejo. Pero él no lo olvidó, y nunca se perdonó lo que había hecho.

Al leer ese pasaje me sentí agradecida con Sacks. Agradecida de que hubiera cometido un error y hubiera tenido la elegancia de reconocerlo. Agradecida de que nos hiciera saber que era un ser humano imperfecto que por un momento se había comportado de forma irracional.

¿Por qué había puesto un espejo ante el rostro de un paciente que no podía soportar la verdad? Al parecer, hasta el propio doctor Sacks sintió el mismo impulso que experimentan muchos cuidadores. ¿Acaso no todos los cuidadores ponen antes o después a su ser querido frente a un espejo? ¿No suplicamos e intentamos razonar con los pacientes para que comprendan lo que es real y lo que no? Como cualquier cuidador, de manera instintiva Sacks quería curar a su paciente, hacer que volviera a ser normal. Esa es la razón por la que discutimos con las personas a las que cuidamos y a veces les gritamos: queremos restablecer una realidad compartida. No es la crueldad, sino la desesperación lo que nos lleva a enfrentarnos a ellos con la verdad.

Mi perspectiva empezó a cambiar: «El marinero perdido» no solo trataba de alguien que soportaba la «presión constante de lo anómalo y lo contradictorio», buscando en vano la continuidad mientras se veía «atrapado en un instante sin sentido que cambia sin cesar».[7] También trataba del propio doctor Sacks y de todos los cuidadores que se encuentran ellos mismos atrapados en ese instante sin sentido junto a las personas con deterioro cognitivo.

La palabra *demencia,* derivada del latín *de-* («privado de» o «alejado de») y *mens* («mente»), entró en el léxico corriente a finales del siglo XVIII, originalmente como mero sinónimo de *locura* o *insania.* Cuando la medicina comenzó a ocuparse —aunque de forma tardía— de los trastornos de la mente además de los del cuerpo, los signos de confusión, senilidad y cambios de personalidad empezaron a contemplarse desde una perspectiva somática, y, finalmente, en el siglo pasado, a considerarse problemas neurológicos. De hecho, la quinta edición del *Manual diagnóstico y estadístico de los trastornos mentales* (DSM-5) desaconseja el uso del término *demencia*, optando en su lugar por *trastornos neurocognitivos*.[8] Este giro hacia el aspecto biológico ha contribuido a desestigmatizar comportamientos que antaño se consideraban vergonzosos. ¿Quién se enfadaría con alguien que tiene cáncer o una enfermedad cardiaca?

Aunque todavía se habla habitualmente de «demencia» para identificar una enfermedad, en realidad el concepto hace referencia a un conjunto de síntomas asociados al deterioro cognitivo, como la pérdida de memoria, la falta de control emocional y las dificultades de juicio, planificación y resolución de problemas. La demencia puede ser temporal y en ocasiones está causada por fármacos, deshidratación o una carencia vitamínica, pero los considerados propiamente trastornos neurocognitivos, como la enfermedad de alzhéimer, la demencia con cuerpos de Lewy, la demencia frontotemporal y la demencia vascular, sí son enfermedades, y además irreversibles.

Más de cincuenta y cinco millones de personas en todo el mundo viven con una demencia, y se espera que para 2050 la cifra casi se triplique.[9] La enfermedad de alzhéimer es el tipo de demencia más común, y en Estados Unidos, por ejemplo, alrededor de 6,5 millones de personas presentan síntomas que van desde un deterioro cognitivo leve hasta un alzhéimer severo.[10] Aunque el envejecimiento es el principal factor de riesgo, la demencia no afecta de manera exclusiva a las personas mayores: las demencias de inicio precoz (donde los síntomas aparecen antes de los sesenta y cinco años de edad) representan hasta el nueve por ciento de los casos. Se estima que el coste mundial del tratamiento de estos trastornos asciende a 1,3 billones de dólares anuales, y se duplicará con creces en los próximos diez años.

Solo en Estados Unidos hay más de 16 millones de cuidadores atendiendo a estos pacientes (la cifra mundial es demasiado grande para aventurarse a hacer un cálculo), muchos de los cuales son familiares que prestan una atención no remunerada cuyo valor se estima en 16.000 millones de dólares anuales. Pero probablemente resulta aún más significativo el increíble coste físico y psíquico que supone para su propia salud el hecho de cuidar a otros.[11] A estas personas incluso se las ha llegado a calificar como las «víctimas invisibles» de la enfermedad. Sin embargo, ni siquiera ese pequeño gesto de reconocimiento refleja el auténtico y sombrío significado que adquiere el término *víctima* en este caso.

En muchas ocasiones, la demencia crea un mundo tan fragmentado, tan sesgado, tan redundante, tan indiferente a las reglas normales de comportamiento, que los familiares devienen parte de ese desquiciamiento sin ser conscientes de ello. Aun así, los médicos e investigadores siguen postulando la existencia de una clara distinción entre la mente del cuidador y la del paciente, entre lo normal y lo anómalo, cuando de hecho la auténtica carga para los cuidadores suele ser justamente la ausencia de tal distinción.* Los hijos y los cónyuges no son meros

---

* Utilizo aquí el término *paciente* como una forma abreviada de decir «persona con demencia». Este uso no excluye a una persona que esté siendo atendida por alguien que no sea un profesional médico; y tampoco debería sugerir que el deterioro cognitivo define la personalidad de nadie.

testigos del deterioro cognitivo de su ser querido, sino que se convierten en parte de él, viviendo en su desoladora y surrealista realidad cada minuto de cada día.

Leí mucho sobre demencias durante mi estancia en el Bronx y después de ella. Leí la bibliografía médica. Leí memorias de cuidadores que describían la carga emocional que traía aparejada la enfermedad. Estudié detenidamente artículos académicos sobre los problemas sociales, económicos y logísticos que surgen cuando estas enfermedades invaden el entorno familiar. Consulté guías prácticas que ofrecían consejos acerca de cómo gestionar y sobrellevar la enfermedad y comunicarse de manera eficaz con los afectados. Pero por mucha información y apoyo que pudieran brindar esos libros, y por precisa que fuera su descripción de los efectos de la enfermedad, yo seguía teniendo la impresión de que había algo de lo que no se hablaba.

Aunque esperamos que los pacientes de alzhéimer exhiban conductas irracionales y lapsus de juicio, con frecuencia nos sorprende el desconcertante comportamiento de los cuidadores, muchos de los cuales reproducen la negación, la resistencia, las distorsiones, la irracionalidad y los fallos cognitivos de aquellos a quienes cuidan. De hecho, pese a ser conscientes de que sus pacientes están enfermos, los propios cuidadores adoptan comportamientos que saben que son contraproducentes: discutir, culpabilizar, insistir en la realidad objetiva de las cosas y tomarse los síntomas como algo personal. Puesto que los cuidadores están «sanos», presuponemos que deben ser razonables, lo que hace que su incapacidad para aceptar la enfermedad o adaptarse a ella se perciba como un defecto personal.

Tradicionalmente, los estudios de casos neurológicos se han centrado en el cerebro «anormal» y sus efectos en el paciente. Pero ¿qué hay de las personas más cercanas a él? ¿No podrían sus reacciones, sus luchas, su propia desorientación ante la enfermedad neurológica ilustrar también el funcionamiento de la mente humana? Al fin y al cabo, la mente «normal» no es una pizarra en blanco, una *tabula rasa*, como sugería John Locke. Hoy sabemos que rebosa de instintos, impulsos, necesidades e intuiciones acerca de nosotros mismos y de los demás. Y son precisamente esas inclinaciones cognitivas —como revelaré más adelante— las que obstaculizan la comprensión de la demencia y la forma de abordarla.

Cuando la memoria de alguien desaparece, cuando cambian su personalidad y su comportamiento, ¿con quién estamos tratando? Cuando una enfermedad neurológica afecta al cerebro, ¿cómo se modifican nuestras expectativas sobre esa persona? ¿Cuándo resulta apropiado tratarla de manera distinta? De repente, una serie de cuestiones que habitualmente solo se plantean los filósofos y psicólogos —sobre la identidad, el libre albedrío, la conciencia, la memoria y la conexión entre mente y cuerpo— irrumpen en la vida cotidiana de los cuidadores.

Y eso es lo que me gustaría explorar aquí: cómo los sesgos cognitivos y las intuiciones filosóficas del cerebro sano afectan a nuestra comprensión de las personas que ya no pueden cuidar de sí mismas y al trato que les damos. Por ello mis estudios de casos tratan siempre de dos personas, paciente y cuidador, que, sin ser conscientes de ello, colaboran en dar una interpretación errónea a la enfermedad. Basándome en la investigación cognitiva y neurológica, así como en mi propia experiencia, quiero mostrar cómo reaccionan tanto el paciente como el cuidador ante el dilema existencial creado por la demencia, puesto que, al examinar cómo lidian ambos con la enfermedad, podremos arrojar una nueva luz sobre el funcionamiento oculto de la mente.

Catorce meses después de mudarme al Bronx, dejé al señor Kessler al cuidado de varios asistentes a tiempo completo proporcionados por un organismo municipal. Sin haber decidido aún si quería cursar estudios de posgrado, volví a Manhattan y me formé para dirigir grupos de apoyo destinados a ayudar a quienes sufren las dificultades emocionales derivadas del cuidado de sus familiares. Este tipo de grupos de apoyo proporcionan un entorno seguro donde los cuidadores pueden compartir sus pensamientos y dificultades, sabiendo que podrán contar con la comprensión de otras personas que viven situaciones similares. Con el tiempo me convertí en directora de asesoría clínica de grupos de apoyo para una organización especializada en alzhéimer, siendo la responsable de la formación y supervisión de los líderes de grupo, a la vez que seguía dirigiendo mis propios grupos.*

Cuanto más tiempo llevo dedicada a este campo y más aprendo de los cuidadores, más me convenzo de que el cerebro «sano» no ha evolucionado para adaptarse a la

---

* Para garantizar el anonimato y la privacidad de las personas con las que he hablado, he cambiado los nombres, los datos identificativos y, en ocasiones, las fechas que aparecen en los estudios de casos aquí mencionados.

demencia. Como me dijo acertadamente una cuidadora: «Ser cuidador es como ser un antropólogo en Marte». Se refería a un conocido estudio de caso de Oliver Sacks en el que una mujer con autismo, Temple Grandin,[12] se describía a sí misma como una antropóloga porque lo que otras personas hacían con facilidad, incluso de manera inconsciente, a ella le resultaba extraño; tenía que estudiar y aprender comportamientos que para otros eran instintivos. También los cuidadores transitan por territorio marciano, pero su problema se invierte. La demencia crea un entorno en el que nuestros instintos sociales ya no resultan útiles; de hecho, son contraproducentes. Todos los malentendidos, discusiones y recriminaciones entre cuidadores y pacientes apuntan a un problema que nuestro cerebro no está preparado para resolver: los sesgos y supuestos inconscientes en los que siempre hemos confiado ahora nos llevan por mal camino.

No es sencillo convivir con una persona que menosprecia de manera flagrante las reglas del tiempo, el orden y la continuidad. Por eso, en lugar de ofrecer tópicos o lecciones redentoras pretendo normalizar la negación, la rabia, la frustración y la impotencia del cuidador explicando por qué se producen esos fallos de comunicación. Espero que esto sirva para reconocer sus esfuerzos y para borrar el estigma de no estar a la altura de un ideal imposible.

Dado que los pacientes tratan de compensar su pérdida todo el tiempo que pueden, los cuidadores no solo son testigos de la enfermedad, sino también de cómo esa persona se defiende de ella. Podríamos suponer que reconocer la humanidad de un paciente nos hace mejores cuidadores, y obviamente eso es cierto. Nunca deberíamos perder de vista el hecho de que estamos tratando con seres humanos que tienen pensamientos y sentimientos. Pero también es verdad que, en las relaciones largas, reconocer la humanidad de alguien con demencia complica nuestros sentimientos y hace que nos resulte difícil no tomarnos sus síntomas como algo personal. De modo que debemos aprender a comprender no solo al hombre que confunde a su mujer con un sombrero, sino también a la mujer que debe adaptarse a vivir con un marido que la confunde de tal modo.

Últimamente, cuando vuelvo a casa por las tardes después de reunirme con los cuidadores, pienso en lo que me han contado. Trato de imaginar sus vidas, los problemas que afrontan y cómo tienen que readaptarse día a día y hora a hora, y entonces me viene a la mente la descripción del doctor Sacks de los pacientes como «viajeros que viajan a tierras inimaginables..., tierras de las que, de no ser por ellos, no tendríamos idea ni concepción alguna». Y deseo añadir: «No olvidemos a los cuidadores que deben viajar con ellos». Porque una vez escuchas las historias que cuentan los cuidadores, una vez conoces sus penas y luchas, y su voluntad de resiliencia, también tú puedes verlos —o verte a ti mismo— bajo la misma luz propicia que Sacks proyecta sobre sus pacientes, a los que equipara con las figuras arquetípicas de las fábulas clásicas: «héroes, víctimas, mártires, guerreros».[13]

1. Borges en el Bronx
Por qué no recordamos que los pacientes de alzhéimer se olvidan de las cosas

Un día de 1887, un joven ensilla su caballo y sale a cabalgar.[1] *Quizá el caballo se asusta o tropieza, y el joven se precipita con fuerza contra el suelo. Pierde el conocimiento y, cuando lo recupera, se da cuenta de que está irremediablemente lisiado. Se retira a su modesto rancho en el suroeste de Uruguay, donde una noche recibe la visita de un escritor conocido suyo. El escritor lo encuentra tendido en un catre, sumido en la oscuridad, fumando un cigarrillo y recitando con voz aguda las palabras de un tratado en latín. Tras las cortesías de rigor, el joven, que se llama Ireneo Funes, saca a colación otra consecuencia de su accidente. Parece que ahora posee una memoria imperecedera. Todo, desde la forma de un objeto hasta su sombra, cada experiencia y lo que él siente al vivirla, se archiva exactamente tal como ocurre. Puede recordar no solo «cada hoja de cada árbol de cada monte, sino cada una de las veces que la había percibido o imaginado».*[2] *Puede aprender cualquier idioma en cuestión de horas, reconstruir todos sus sueños, y de hecho ha reconstruido un día entero, cada uno de sus turbulentos minutos. «Más recuerdos tengo yo solo que los que habrán tenido todos los hombres desde que el mundo es mundo», le dice al escritor.*[3]

Los dos hombres hablan durante toda la noche, y, cuando sale el sol, el escritor distingue por primera vez el rostro de Funes. Parece «más antiguo que Egipto, anterior a las profecías y a las pirámides».[4] *Y de repente el escritor comprende el coste de poseer una memoria implacable, una memoria que nunca permite olvidar, una memoria que pone en duda el propósito mismo de recordar.*

Para llegar al barrio del señor Kessler en el Bronx desde la Universidad de Columbia hay que tomar la Línea 1 del metro hasta la calle 231 y luego coger un autobús. El trayecto dura unos cuarenta minutos, tiempo suficiente para que en mi primer viaje al norte de la gran urbe me preguntara si no habría cometido un error. ¿De verdad había dejado la universidad para cuidar de un anciano de noventa y ocho años? Me dije a mí misma que yo era solo una solución temporal, alguien que ayudaría al señor Kessler en casa hasta que su hijo, Sam, encontrara la definitiva. Pero conforme transcurrían las semanas y la estabilidad del señor Kessler se veía alterada una y otra vez por la confusión y los arrebatos emocionales, me fui involucrando en su lucha de manera creciente. Sus cambios de estado de la lucidez al desconcierto, a veces en cuestión de minutos, me hicieron preguntarme por qué a los cuidadores como Sam les cuesta tanto reconocer, y mucho más aceptar, la pérdida de memoria profunda.

Sam había mantenido una relación conflictiva con su padre desde el momento en que, a los veintiún años, anunció que iba a ser músico profesional. A los doce había cogido un saxofón y había descubierto que le encantaba el sonido que producía. Tras convencer a su padre de que le comprara uno, aprendió a tocar de forma autodidacta escuchando discos y juntándose con otros jóvenes músicos. Al señor Kessler no le importaba que Sam «hiciera ruido» en casa, pero tocar música no era una forma de ganarse la vida. Primero tenía que encontrar trabajo; la música era secundaria. Pero Sam no tenía interés en buscar empleo. Su trabajo, le dijo a su padre, era tocar el saxo tenor. «¿Qué clase de trabajo es ese? —repuso el señor Kessler—. Tienes que trabajar en una oficina. Convertirte en un adulto de verdad. Los adultos no duermen de día y se pasan la noche en danza.»

Pero Sam se pasaba casi todas las noches despierto. Se unió a varias bandas, tocando en un local nocturno tras otro y ganando el dinero justo para ir tirando. Cuando Sam intentaba explicarle lo que el jazz significaba para él, el señor Kessler meneaba la cabeza y murmuraba: «¡Palabrería!». Lo que le preocupaba era que Sam llevara una vida tan desestructurada, con una profesión tan inestable, y que no se hubiera casado.

La personalidad del señor Kessler, superviviente del Holocausto, era una curiosa mezcla de seguridad y vulnerabilidad, de inocencia y obstinación. Se comportaba como si lo supiera todo, quizá porque todo lo que conocía le había sido brutalmente arrebatado. Acaso por eso mismo muchos supervivientes se implicaban en exceso con sus hijos. Para ellos, tener hijos era una especie de reivindicación, una forma de resistencia contra los nazis. Aunque el señor Kessler nunca lo mencionó explícitamente, eso podría explicar en parte por qué deseaba más que nada en el mundo que Sam llevara lo que él consideraba una vida normal, una vida que no pudiera ponerse patas arriba como le había ocurrido a la suya.

Fue esa opresiva preocupación, como el propio Sam confesó un día, la que lo llevó a elegir una universidad en otro estado y a sumergirse tan plenamente en su música. Pero no podía escapar. No del todo. La convicción del señor Kessler de que Sam estaba desperdiciando su vida no daba tregua, y aunque Sam se sentía agobiado por las expectativas de su padre, a la vez deseaba su aprobación. Aunque detestaba causarle más dolor, también lo contrariaba que le hiciera sentir que lo había decepcionado. Pero ¿cómo podía hacerle entender eso a su padre? Uno creía en las normas; el otro las cuestionaba. Uno se refugiaba en los tópicos y las convenciones; el otro se sentía asfixiado por ellos. Como resultado, el señor Kessler solo era capaz de demostrar su amor y su preocupación instando a su hijo a actuar con cautela y encontrándole defectos, mientras que Sam solo podía protegerse rebelándose contra la limitada visión del mundo de su progenitor.

Dada la cantidad de bibliografía existente sobre la prestación de cuidados, resulta llamativa la poca atención que se presta a la extraña forma en que la demencia a menudo prolonga o exacerba una dinámica ya largamente arraigada. De hecho, uno de los aspectos más crueles de la enfermedad —que los manuales sobre demencia se resisten a mencionar— es que sus síntomas a menudo recapitulan una larga lista de comportamientos que se agravan mutuamente. Aunque estos libros advierten debidamente a los cuidadores de que deben esperar muestras de terquedad, apego excesivo, actitudes defensivas, recelo, ansiedad constante, irracionalidad, tendencia a discutir y negaciones flagrantes de la realidad, consideran tales comportamientos meros síntomas de la demencia antes que irritantes factores familiares previamente existentes. Son síntomas, por supuesto, pero también pueden ser problemas que siempre han atormentado la relación familiar.

En el caso de Sam, lo que le molestaba de su padre cuando este tenía sesenta años no le irritaba menos ahora que se acercaba a los cien. Pero la conducta que más le fastidiaba era la que resultaba potencialmente más peligrosa: el reciente hábito del señor Kessler de juguetear con las lámparas y las instalaciones eléctricas. Por lo menos una vez a la semana, yo tenía ocasión de oír una versión u otra de esta conversación:

SAM: Deja de intentar arreglar la lámpara de tu habitación. Es peligroso.

SR. KESSLER: Yo no he tocado la lámpara. No sé de qué hablas.

SAM: Te dedicas a toquetear la lámpara y los cables. Por eso te haces cortes en la mano.

SR. KESSLER: Yo nunca toco los cables. ¿Qué cables he tocado?

SAM: ¡No discutas conmigo! Solo haz lo que te digo. Es por tu propio bien.

SR. KESSLER: ¿Cuándo discuto yo contigo?

SAM: Te pasas el día discutiendo conmigo. ¡Siempre estás dando guerra!

SR. KESSLER: Nadie me ha dicho nunca que yo diera guerra.

SAM: ¡Me estás dando guerra ahora mismo!

SR. KESSLER: ¿Cómo? ¿Cómo te estoy dando guerra?

SAM: No me escuchas. Y si sigues discutiendo y llevándome la contraria, dejaré de venir a verte.

SR. KESSLER (*preocupado*): Lo prometo. Te prometo que voy a escucharte al cien por cien.

SAM: Vale. Ahora prométeme que vas a dejar de tocar la lámpara del dormitorio. Repítetelo a ti mismo: «¡No voy a tocar la lámpara!».

SR. KESSLER (*indignado*): Yo nunca toco la lámpara. ¿Qué lámpara?

SAM: ¡Maldita sea! ¡Deja de discutir conmigo!

SR. KESSLER: ¿Cuándo he discutido contigo?

Cada vez que oía una nueva variación de esa misma discusión me invadía la necesidad de proteger tanto al padre como al hijo. La demencia los estaba castigando a ambos del mismo modo que ellos se habían castigado siempre mutuamente. Y mientras que el señor Kessler olvidaba rápidamente sus riñas, estas se acumulaban en la mente de Sam hasta que su frustración y su ira se desbordaban, al igual que su sentimiento de culpa. Y cuando Sam se reprendía a sí mismo por haber perdido los estribos, yo sentía que les estaba fallando a los dos. Aunque me había acostumbrado a sentirme impotente ante la aflicción del señor Kessler, creía que seguramente podría ayudar a Sam.

Un día, después de otra fuerte pelea, llevé a Sam aparte y le enseñé fotografías de un cerebro sano y de un cerebro con demencia donde se veía el hipocampo penosamente reducido a la mitad de su tamaño habitual. Como es normal, a Sam le afectó ver aquellas imágenes, y se quedó impresionado con las regiones oscurecidas del cerebro enfermo. Ahí estaba la prueba irrefutable de que su padre ya no era la persona con la que había estado peleándose durante décadas. Sin embargo, solo una hora después de ver aquellas fotos, él y su padre se estaban gritando de nuevo.

Para mí fue una lección. Al igual que había interpretado erróneamente los momentos de intimidad con el señor Kessler como muestras inequívocas de cercanía, confundí aquel instante de lucidez de Sam con un indicio de que se había hecho cargo definitivamente de la situación. De hecho, cada vez que detectaba un destello de sombría comprensión en el rostro de Sam o lo sorprendía cogiéndole con ternura la mano a su padre para compensar unas palabras ásperas, yo tenía la sensación de que por fin había llegado a aceptar las cosas como eran. Pero invariablemente el señor Kessler hacía o decía algo que provocaba un nuevo estallido, y en mí volvía a resurgir la misma incredulidad. Era como si mis conversaciones con Sam sobre la situación de su padre no se hubieran producido nunca. Cada día parecía que empezábamos de cero. A veces me preguntaba quién sufría más la pérdida de memoria, si Sam o su padre.

Pero el error era mío, no de Sam. Yo estaba pasando por alto algo que también ignoran muchos profesionales de la salud mental: los límites cognitivos del cerebro sano. Obviamente, parece lógico definir la mente «sana» en oposición a la mente enferma, pero en realidad lo que hace tan frustrante el trabajo del cuidador es que la distinción entre un cerebro que funciona normalmente y un cerebro dañado no siempre resulta inequívoca, en tanto que ambos pueden engendrar los mismos tipos de negaciones y distorsiones.

En *Los siete pecados de la memoria*, el psicólogo Daniel L. Schacter identifica las transgresiones a las que sucumbe nuestra memoria.[5] Algunos de dichos «pecados», como la «propensión», la «atribución errónea» o la «sugestibilidad», son responsables de distorsionar los recuerdos; otros, como la «transitoriedad» y la «distractibilidad», los debilitan. Aunque no solemos ser conscientes de cuándo «pecamos», sí sabemos que a veces olvidamos cosas. Pero de lo que probablemente somos menos conscientes es de las estrategias compensatorias que utilizamos para contrarrestar la pérdida de memoria. Cuando olvidamos algo, la mente no se limita a tirar la toalla, sino que se arremanga y crea relatos para cubrir sus huellas. Eso puede dar lugar a otros errores, pero también nos brinda algo más importante: un valioso marco que nos orienta al transitar por el mundo.

Una de las funciones de la memoria es imponer orden en el entorno, organizando y reorganizando el pasado para dotarlo de coherencia. Daniel Schacter explica que cuando recuperamos un recuerdo en realidad no arrojamos luz sobre el pasado, no evocamos acontecimientos pretéritos tal como realmente ocurrieron;[6] lo que en realidad hacemos es reconstruir la experiencia pasada basándonos en *ciertos* elementos de lo que ocurrió, en una idea general de lo que *podría* haber ocurrido y en nuestras creencias y sentimientos actuales.[7] ¿Cómo lo hacemos? Parece ser que las experiencias se almacenan en el cerebro en forma de una serie de cambios bioquímicos conocidos como «engramas».[8] Cada acto inicial de codificación, de almacenamiento de informa-

ción, resulta extremadamente selectivo. Cuando codifi-
camos, elegimos inconscientemente aquella información
que se ajusta a la experiencia previa, a los conocimientos que ya poseemos y a nuestro estado de ánimo en ese
momento específico. De ahí que diversas personas puedan tener percepciones y recuerdos muy diferentes de
una misma experiencia.

Además, cuando recuperamos una experiencia no
accedemos meramente a los engramas como lo haría un
ordenador con un fragmento de información almacenado. Las propias «señales» que desencadenan el recuerdo
(olores, estados de ánimo, sonidos y visiones) también
influyen en esos fragmentos almacenados (previamente
seleccionados) y los modifican para crear algo nuevo. La
memoria es, en la práctica, una colaboración entre el
pasado y el presente. Pero, como señala Schacter, eso no
es algo que nos acabe de convencer. Intuitivamente creemos que existe una «correspondencia unívoca» entre un
acontecimiento almacenado en nuestro cerebro (un
engrama) y lo que recordamos.[9] Sin embargo, está claro
que no es así. El recuerdo de un acontecimiento —escribe Schacter— «no es simplemente un engrama activado,
[sino] un patrón único que surge de las aportaciones
conjuntas de la señal y el engrama»; y eso es lo que
produce los relatos autobiográficos que nos explican a
nosotros mismos.[10]

Algunos de esos relatos pueden revelarse sorprendentemente resilientes incluso en presencia de lesiones neurológicas. Ni el alzhéimer ni otras demencias merman
fácilmente el «conocimiento de la personalidad» que
forja nuestra autopercepción.[11] Lo que sí se ve afectado,
en cambio, es la capacidad de actualizar esa autopercep-

ción, de ponerla al día. De ahí que cuando Sam le decía al señor Kessler que comía demasiado —una tendencia común en los pacientes de alzhéimer— este le respondiera con aire reflexivo: «¡Imposible!», en tanto se consideraba una persona que lo hacía todo con moderación. O si Sam le rogaba que dejara de hacerle las mismas preguntas una y otra vez, el señor Kessler lo ignoraba, puesto que seguía viéndose a sí mismo como alguien que «nunca molestaba a nadie». Y cuando Sam le pedía que no me gritara, el señor Kessler se indignaba de inmediato: «¡Jamás! —vociferaba—. Yo me llevo bien con todo el mundo».

Pero ¿esas negaciones eran producto de la enfermedad de alzhéimer o de la memoria haciendo de las suyas? Para los cuidadores esa ambigüedad es una realidad cotidiana, puesto que el alzhéimer hace que una memoria ya imperfecta resulte aún menos fiable, lo que dificulta distinguir entre los lapsus de memoria ordinarios y los causados por la enfermedad. Sin embargo, aun cuando esos lapsus se van haciendo más frecuentes e intensos, a los cuidadores les sigue resultando difícil identificar la patología, dado que el impulso del paciente de crear relatos persiste.

Tal vez porque el señor Kessler había sufrido la pérdida de su familia y de su hogar necesitaba formarse una imagen de sí mismo como un buen hombre, un hombre que ayudaba a los demás antes que alguien que necesitaba ayuda. Esa inquebrantable visión de sí mismo como una persona autosuficiente y moralmente recta le daba cierta sensación de bienestar y le ayudaba a manejar las vicisitudes de la vida. Por eso, ante la acusación de que ponía las cosas difíciles a los demás, recurría de forma natural a los sesgos y convicciones que siempre le habían servido. Como a todos nosotros, le ayudaba el llamado «sesgo egocéntrico» de la memoria, que se atiene a los acontecimientos que nos hacen quedar bien mientras altera los que no.[12] Al final, las historias que nos narramos a nosotros mismos resultan más convincentes, vívidas e indestructibles que la propia experiencia.

Observar la habilidad con la que el señor Kessler sorteaba y compensaba la pérdida de memoria me hizo pensar en el relato de Jorge Luis Borges «Funes el memorioso», cuyo protagonista lo recuerda absolutamente todo. Lo que en principio parece una enorme ventaja cognitiva resulta ser, a su manera, más devastador que la propia pérdida de memoria. Incapaz de olvidar nada, Funes está libre de los pecados de la memoria. Aunque esos pecados parecerían defectos, en realidad son rasgos adaptativos que nos ayudan a transitar por el mundo. Precisamente porque a usted, estimado lector, y a mí nos resulta imposible retener todos los detalles de la experiencia, nuestras mentes tienen un incentivo para resumirla en términos de valores, lecciones y significado. La memoria perfecta de Funes, en cambio, no siente ese impulso, ese apremio. Para él, el mundo simplemente está ahí: cada pensamiento, cada visión, cada sonido, cada experiencia quedan instantáneamente grabados para siempre. En un sentido muy real, Funes es esclavo del recuerdo, obligado a acumular hechos precisos hasta el más mínimo detalle, que se incrementan sin cesar, pero nunca llegan a adquirir forma.

Anticipándose medio siglo a los psicólogos cognitivos,

Borges extrapolaba un aspecto fundamental de la naturaleza de la memoria: la memoria humana no está diseñada para ser exacta; no es una grabación de acontecimientos, sino más bien una reconstrucción que nos permite dar sentido al mundo. Así pues, aunque el señor Kessler hubiera perdido su capacidad de recordar, él —a diferencia de Funes— aún podía dar lo que el doctor Sacks denomina «continuidad, una continuidad narrativa, cuando la memoria, y por ende la experiencia, [son] arrebatadas a cada instante».[13]

Sin embargo, lo que ayuda al paciente a lidiar con su situación puede frustrar al cuidador. Cuanto más le arrebataba el alzhéimer al señor Kessler, más se aferraba este a su propio relato egoísta y más negaba cualquier cosa que contradijera su autopercepción. Para Sam, esa negación no era un subproducto de la reducción del hipocampo, sino un indicativo de la característica falta de autoconciencia de su padre. Obviamente, los propios prejuicios de Sam también le impedían reconocer la pérdida de memoria.

Dado el sesgo de la memoria en favor del conocimiento preexistente, todos «editamos» el presente para que se parezca al pasado.[14] Independientemente de los nuevos síntomas que presentara su padre, la memoria de Sam codificaba su comportamiento de forma que *pareciera* más coherente con el hombre al que conocía. De este modo, los sesgos de los pacientes y los de los cuidadores «colaboran» para que la enfermedad parezca menos omnipresente de lo que realmente es.

Por desgracia, solo cuando los pacientes están realmente indefensos y son incapaces de compensar sus déficits, los demás pueden distinguir claramente la enfermedad. Una noche en la que Sam decidió quedarse a dormir, encontró a su padre en el pasillo descolgando el teléfono.

—¿A quién llamas? —preguntó Sam.

—A mi hijo —respondió el señor Kessler.

—¡Ah! —replicó Sam—. ¿Y yo quién soy?

—Tú eres Sam —le dijo su padre, inmune a la contradicción y riéndose entre dientes de la estupidez de la pregunta, mientras seguía marcando el número.

Por un momento, Sam pareció perplejo. Luego se acercó a su padre y, con gesto delicado, colgó el teléfono. La expresión de su rostro me transmitió todo lo que necesitaba saber. Por fin se había dado cuenta de que estaba ocurriendo algo que no tenía nada que ver con él. Su padre había viajado a un lugar al que Sam no podía seguirlo, un lugar que él tenía que aceptar si es que quería ayudar a su padre (y ayudarse a sí mismo) a lidiar con la enfermedad.

«Ya está —pensé—. Lo ha entendido.»

Pero no, no lo había entendido; o al menos no del todo. En cuanto el señor Kessler volvió a parecer él mismo, la intuición de Sam se difuminó y se restableció su antigua dinámica.

Desde que el señor Kessler había empezado a manifestar síntomas de alzhéimer, padre e hijo habían intercambiado sus papeles. Ahora era Sam quien se preocupaba. Como su padre antes que él, Sam tendía a andar rondando, a ejercer un control excesivo, a obsesionarse con que la vida fuera normal. Y ahora era el señor Kessler quien pedía espacio, quien insistía en su independencia, quien parecía decidido a demostrar que sabía lo que hacía. La intolerancia que en otro tiempo había mostrado el señor Kessler con Sam se cebaba ahora en él.

Como a muchos hijos adultos, a Sam le costaba ver cómo el hombre al que conocía se iba desvaneciendo. Le parecía injusto, incluso cruel, que después de haber perdido a su familia en la guerra y a su mujer a causa de un cáncer, ahora su padre volviera a perderlos al desaparecer de su memoria. De modo que Sam hacía lo que podía para ayudar a preservar su recuerdo. Cuando venía de visita, escuchaba pacientemente las mismas historias que ya había oído cientos de veces. Disfrutaba con los recuerdos de su padre sobre la Varsovia en la que había crecido, rodeado de las personas que amaba. Y era en esos momentos, cuando su padre se relajaba y dejaba que su hijo cuidara de él, cuando Sam parecía más feliz.

Del mismo modo que el alzhéimer puede magnificar los conflictos, también puede hacer aflorar el afecto y la ternura: momentos de tranquilidad en los que las discusiones cesan; en los que, medio adormilado, el señor Kessler tendía la mano a su hijo. Tal vez debido a un mayor deseo de consuelo o a la disminución de las inhibiciones, o quizá porque atender a las necesidades de un paciente requiere contacto físico, el caso es que algunas personas se vuelven más afectuosas físicamente cuando aparece el alzhéimer.

Un domingo por la tarde ocurrió algo insólito: Sam se ofreció a afeitar a su padre. Al principio el señor Kessler se negó, pero luego, al notar que su propia mano ya no tenía la firmeza de antaño, aceptó a regañadientes. Entonces Sam puso un taburete delante del lavabo del baño y el señor Kessler se sentó en él. A continuación Sam le enjabonó la cara y cogió una maquinilla de afeitar desechable. Observándolos desde la puerta, me di cuenta de que, en cuanto el señor Kessler sintió el calor de los dedos de su hijo y el roce de la maquinilla, empezó a disfrutar del momento. Y a su vez Sam se deleitaba en el evidente placer que le producía a su padre verse mimado de tal forma.

—Eres como un barbero profesional —dijo el señor Kessler con una risita cuando su hijo estaba terminando—. Debería pagarte.

Y luego, cuando Sam le limpió los restos de espuma, su padre se inclinó hacia él y dijo con un suspiro:

—¡Ay, qué bien!

Aunque el señor Kessler solía olvidar esos momentos, desde aquel día cada vez que Sam le decía: «¿Qué tal un buen afeitado?», él dejaba inmediatamente su periódico y lo acompañaba al cuarto de baño. Y yo sabía que Sam esperaba con impaciencia esos quince minutos en los que él y su padre podían estar juntos. Por eso fue una auténtica sorpresa cuando, en una de sus sesiones, después de repetirle a Sam que debería cobrarle, el señor Kessler añadió como de pasada:

—Necesitas el dinero, ¿no? Eres pobre por culpa de esa afición tuya.

Desconcertado, a Sam lo invadió una de sus familiares oleadas de ira y se apartó rápidamente del lavabo.

El señor Kessler, sin saber qué había ocurrido, se volvió hacia él y le preguntó:

—¿Qué pasa? ¿Por qué paras?

Sam no respondió. Con gesto imperturbable, siguió afeitando a su padre.

El alzhéimer no solo mantenía intacta la imagen que el señor Kessler tenía de sí mismo, sino que también preservaba en su mente una imagen obsoleta de su hijo. Habían pasado casi tres décadas desde que Sam era un joven que luchaba por abrirse camino, pero ahora su padre vivía casi siempre en un pasado en el que los reveses profesionales de su hijo seguían atenazándolo. En aquella fase de la enfermedad resultaba difícil saber si era el alzhéimer o la memoria selectiva del señor Kessler lo que suscitaba sus palabras. Al fin y al cabo, no es raro que la pérdida de memoria conspire con la percepción sesgada de la realidad preexistente en esa persona. Al hablarme de todo eso, Sam me dijo algo que con el tiempo acabaría oyendo de labios de muchos cuidadores: «Solo recuerda lo que quiere recordar».

A lo largo de los años he encontrado mucha ira en los cuidadores. Sam era solo uno de los muchos cuya ira se reaviva de manera constante en función de los vaivenes de conciencia de su paciente. Es casi un axioma que en las relaciones problemáticas los cuidadores prefieran aferrarse a su ira antes que aceptar el dolor de perder a alguien cuando todavía quedan cuestiones por resolver entre ellos. Y esa reticencia a dejar ir no hace sino verse exacerbada por una enfermedad que engendra justo la ambigüedad suficiente en el comportamiento del paciente para impedir que los cuidadores afronten su aflicción.

Una noche, mientras Sam le ayudaba a acostarse, el señor Kessler levantó la vista hacia él y le preguntó en tono afable:

—¿Quién eres?

Con un respingo, Sam respondió:

—¡Tu hijo!

—¿Mi hijo? —repitió el señor Kessler sorprendido—. ¿Desde cuándo eres mi hijo?

—Bueno, supongo que desde hace sesenta y dos años —repuso Sam, alarmado y divertido a la vez.

El señor Kessler abrió los ojos como platos:

—¿Hace sesenta y dos años que eres mi hijo y me lo dices *ahora*?

Sam soltó una carcajada.

—Bueno, es que a veces se me olvida.

La risa de su hijo contagió al señor Kessler.

Más tarde, Sam vino a verme a la cocina, sombrío.

—Soy un imbécil —refunfuñó—. ¿Por qué sigo discutiendo con él? ¡Ni siquiera sabe quién soy!

Pero discutía precisamente porque ignoraba qué sabía su padre. Al fin y al cabo, los recuerdos de personas y acontecimientos que tiene un paciente no se esfuman sin más cuando aparece un trastorno degenerativo. La memoria no solo se almacena en distintos lugares del cerebro, sino que también existen distintos tipos de memoria. Hay una memoria *explícita* que retiene información: personas, lugares, objetos y acontecimientos.[15] Y existe asimismo una memoria *implícita* que salvaguarda las habilidades, los hábitos, los conocimientos, la retención musical, las preferencias y las asociaciones emocionales. En un experimento en el que se administraba una descarga eléctrica a pacientes con amnesia mientras le estrechaban la mano a alguien, al día siguiente no recordaban a la persona cuya mano habían estrechado (memoria *explícita*), pero vacilaban a la hora de estrecharle la mano de nuevo (memoria *implícita*).[16]

De manera similar, puede que los pacientes con demencia no recuerden el nombre de una persona o su relación con ella, pero las emociones asociadas a esa persona (amor, aversión, confianza) a menudo permanecen; y lo que queda puede ser una auténtica bendición, pero también un motivo de frustración. Es justo la memoria implícita la que les permite hablar y actuar de forma coherente con su comportamiento anterior a la demencia. Por ejemplo, los pacientes que además son diabéticos suelen picar galletas y aperitivos a escondidas justo después de comer. Lo hacen a escondidas porque intuyen que está mal y que tendrán problemas si los pillan. Y dado que actuar a hurtadillas implica tener conciencia de lo que uno hace, los cuidadores pueden sentir que está justificado regañarlos aunque sepan que no deben hacerlo.

Por otra parte, ¿no deberíamos aceptar de una vez por todas el hecho de que los pacientes recuerden algunas cosas pero no otras? Lo cierto es que no resulta nada fácil. Nuestra mente aborrece la ambigüedad, y cuando la memoria de un paciente fluctúa tendemos a ver lo que queremos ver.[17] Mientras seguía observando las oscilantes reacciones de Sam ante los recuerdos intermitentes y variables de su padre, comprendí que lo que frustra y confunde a los cuidadores no es la ausencia de un sistema de memoria, sino su fragmentación.

Dada su fantástica premisa, es fácil olvidar que «Funes el memorioso» no va solo de un peculiar joven uruguayo, sino también del hombre que pasa una noche entera con él. Y dado que el narrador tiene una memoria «normal», al principio es incapaz de discernir el abismo que existe entre ellos. Pero pronto se da cuenta de que la comunicación con Funes resulta casi imposible. La consumada memoria de Funes le impide pensar tal como lo concebimos nosotros. Sus recuerdos confluyen de forma tan impecable que no puede diferenciar el pasado del presente. De hecho, le molesta que «el perro de las tres y catorce (visto de perfil)» tenga «el mismo nombre que el perro de las tres y cuarto (visto de frente)». También le resulta incomprensible que el término genérico *perro* abarque «tantos individuos dispares de diversos tamaños y diversa forma».[18]

Nosotros, por suerte, no somos Funes: nuestros pensamientos se basan en conceptos y categorías que aspiran a dar sentido a un mundo que nuestra memoria no puede retener por completo; en cambio Funes, cuya memoria es ilimitada, no tiene incentivo cognitivo alguno para convertir lo específico en general. Así pues, la memoria no consiste meramente en recordar, ni la pérdida de memoria consiste meramente en olvidar. La alteración de la memoria no es una simple cuestión de más y menos, de déficits y superávits. Un cambio drástico en la memoria lo altera todo, porque la memoria influye en todo. Está tan integrada en todos los aspectos de la vida (desde pensar hasta comunicarse, pasando por establecer y mantener relaciones o crear continuidad, significado y coherencia) que su desaparición nos resulta incomprensible. Sencillamente no tenemos un marco cognitivo que contemple su ausencia en los demás.

Los seres humanos no hemos evolucionado para vivir de forma aislada, y, de hecho, la cognición de cada persona depende de las facultades cognitivas de quienes lo rodean. De ahí que cuando la memoria de un individuo se deteriora sus allegados también se sientan desorientados. No solo esperamos que los recuerdos de los demás funcionen como los nuestros, sino que además *necesita-*

mos creer que tenemos recuerdos comunes. Sin ese supuesto no podríamos crear lazos de afecto o de confianza, ni, inversamente, sentimientos de antipatía o de miedo, todo ello necesario para la supervivencia en términos evolutivos. Dado que esta expectativa sobre la memoria es de naturaleza biológica, seguimos confiando en ella incluso cuando sabemos que ha desaparecido.

Por ejemplo: cada vez que el señor Kessler rompía su promesa de dejar de toquetear las luces, Sam se mostraba incrédulo.

—Me habías dicho que no volverías a tocar los cables ni los enchufes —lo reprendía—. ¡Me lo habías prometido!

A lo que el señor Kessler solía responder:

—¿De qué hablas? Yo nunca he dicho tal cosa.

Después de presenciar esta escena repetidas veces, comprendí que las expectativas de Sam no se verían alteradas por muchas imágenes del disminuido hipocampo de su padre que yo le mostrara. De hecho, es habitual que la mayoría de los cuidadores no puedan evitar preguntar a voz en grito: «Pero ¡¿es que ya no te acuerdas?!»; una pregunta que frustra prácticamente a todo el mundo, incluido el propio cuidador, que sabe mejor que nadie que el paciente es incapaz de recordar.

Pero también es injusto suponer que los cuidadores pueden renunciar fácilmente a la expectativa de la memoria. Dado el modo de funcionar de una memoria «normal», que alguien a quien conocemos bien la pierda se percibe más como un acto de traición que como un déficit neurológico. Al fin y al cabo, cuando los enfermos olvidan son los cuidadores quienes acaban sintiéndose ninguneados en la medida en la que sus pacientes ignoran con frecuencia, y aun niegan, sus palabras, esfuerzos y sacrificios. De ahí que muchos cuidadores tengan la sensación de que están haciéndoles luz de gas. Sin la memoria de la otra persona trabajando en sintonía con la nuestra, colaborando con nosotros en torno a los hechos y acontecimientos de la vida, nos sentimos perplejos e inseguros con respecto a qué es real, de qué podemos fiarnos y de qué no.

Ni siquiera es necesario que la memoria esté gravemente dañada para que nos sintamos traicionados por los recuerdos de un ser querido. ¿Acaso las riñas más enconadas no suelen ser las que surgen a partir de recuerdos sorprendentemente distintos de una experiencia compartida? Dado que la memoria no existe para servir a la realidad «objetiva», sino para crear relatos coherentes, tiene sentido que no podamos dar por sentado que los recuerdos de los demás sean un reflejo de los nuestros. En las relaciones sanas, los relatos coherentes se comparten, lo que facilita soportar las inevitables disonancias ocasionales. Pero cuando las relaciones no son sanas ya de entrada, los sesgos y caprichos de la memoria pueden usarse como armas para rechazar e invalidar la realidad y la propia identidad del otro.

Eso es lo que hace a la enfermedad de alzhéimer a la vez extraña y exasperantemente familiar. Cuando la memoria de una persona desaparece, sus relatos devienen aún más esenciales, en tanto que rellenan los espacios en blanco de las experiencias que se están perdiendo. Y si esos relatos incluyen percepciones rígidas y denigrantes sobre el cuidador, pueden hacer que la relación resulte cada vez más tensa. La pérdida de memoria no solo engendra ambigüedad, sino que impide la posibilidad de crecimiento, de reparación, de responsabilización, de conclusión. A Sam y su padre, dos personas que siempre habían vivido en realidades distintas, el alzhéimer les permitió experimentar momentos de insólita intimidad al tiempo que ensanchaba la brecha que los separaba.

2. La niña débil

Por qué nos resulta tan difícil modificar
nuestras respuestas

*Una mañana, un viajante de comercio llamado Gregor
Samsa se despierta después de un sueño intranquilo y descubre que se ha convertido en un «monstruoso insecto».[1]
Curiosamente, no parece alarmarse. Tumbado en la cama,
observa su vientre formado por duras placas y sus numerosas patas moviéndose ante sus ojos. Es un insecto, pero
parece más preocupado por no poder ponerse de lado. De
repente se da cuenta de lo tarde que es. Tiene que coger un
tren. Intenta levantarse, pero sus pequeñas patitas y su
cuerpo desproporcionadamente grande se lo ponen difícil.*

*Cuando Gregor finalmente se levanta, las reacciones
de su familia son a la vez histéricas y triviales. Todos
suponen que el insecto es él, pero nadie hace el menor
intento de preguntárselo o de consolarlo. Pasan los días,
y Gregor se acostumbra a su nuevo cuerpo. Come ali-
mentos estropeados y aprende a moverse por la casa.
Dispuesto como siempre a complacer a su familia, se
hace invisible deslizándose por las rendijas. Y como
nadie había esperado nunca gran cosa de él, salvo que
trajera un sueldo, sus chirridos y sus gritos pasan desa-
percibidos o se malinterpretan.*

Cierto día, Gregor oye a su hermana suplicar a sus padres que se deshagan de él. Insiste en que dejen de tratarlo como un hijo. Los padres parecen mostrarse receptivos a sus súplicas, pero eso a él no lo irrita. Por el contrario, sus palabras lo conmueven. Como detesta la idea de ser una carga, Gregor, en lo que parece un último acto de devoción familiar, expira esa misma noche. Por la mañana lo encuentran cubierto de basura con trozos de manzana pegados al caparazón.

En una vieja y destartalada casa del pueblecito de Jericho, en la orilla norte de Long Island, Mila Rivkin irrumpía con frecuencia en el dormitorio de su hija y su yerno buscando sus medias. «¡Buscadlas! —exigía con voz chillona—. ¡No encuentro mis medias!». Cuando el agotamiento no lo hacía llorar, a su hija, Lara, le daba por reír, puesto que aquellas medias en concreto eran difíciles de pasar por alto. Hechas de gruesa lana soviética, parecían pesar sus buenos seis o siete kilos. Mila estaba obsesionada con ellas, como con la mayoría de sus pertenencias. Por ejemplo, sus toallas: tenía una distinta para cada parte del cuerpo, ya que le parecía que unas le dejaban determinadas zonas demasiado húmedas y otras demasiado secas. ¡Y pobre del que le alargara un cepillo del pelo, una servilleta o una taza de té que no fueran los suyos!

Lara fantaseaba con quemar las cosas de su madre, pero reprimía su mal humor. En cambio Misha, su marido, no siempre se mostraba tan comedido. Veía a su suegra como una niñita egocéntrica que siempre pretendía ser el centro de atención, y a veces, cuando Mila irrumpía en el dormitorio, le anunciaba con malicia que las medias las llevaba puestas él. Mila, que no era nada aficionada a las bromas, y menos a su costa, lo despachaba con un gesto de enfado antes de entregarse a otra quejumbrosa perorata.

El comportamiento de Mila era característico de una persona con alzhéimer. Su acoso repetitivo, su falta de control emocional, su memoria vacilante y su ensimismamiento eran signos evidentes. Sin embargo, por entonces Mila no tenía alzhéimer. Simplemente tenía unos defectos humanos apenas distinguibles de los síntomas de la enfermedad. Y como en la mayoría de las personas, sus rasgos molestos no la definían. Puede que fuera exigente, egocéntrica y necesitada, pero también era cariñosa, generosa e incapaz de guardar rencor.

Tendrían que pasar otros seis años, después de que a su marido le diagnosticaran párkinson, para que Mila empezara a manifestar los síntomas del alzhéimer propiamente dichos. Pero aun entonces Mila parecía ser la misma. Seguía adorando a su marido, sin que los cambios de humor de este la afectaran lo más mínimo, ayudándole a desvestirse y besándolo en el cuello con el cariño y ternura de siempre.

Tras la muerte de su marido, no obstante, los síntomas de Mila se agravaron. Sin nadie que la afianzara, empezó a mostrar una mayor inclinación hacia algunos de sus rasgos menos atractivos, y poco a poco se fue haciendo evidente que algo iba mal. Cuando no reclamaba sus medias, era un trozo de pan, o un plato de sopa, o su sombrero, o la plancha para planchar su pañuelo favorito. Como ahora su memoria flaqueaba, cada pocos minutos repetía las mismas demandas. Su voz, trémula de ansiedad, siempre había angustiado a Lara, pero ahora que sus peticiones eran incesantes y las hacía siempre jadeando, parecía que Mila se ahogara, y Lara sentía como si se ahogara con ella.

Incluso cuando Mila no estaba acosando a su hija con preguntas, la casa rara vez permanecía en silencio. Sola en su habitación, Mila se paseaba de un lado a otro con el andar irregular y renqueante característico de muchos pacientes de alzhéimer, y cada uno de sus vacilantes pasos parecía un auténtico interrogatorio: ¿dónde está mi sombrero?; ¿dónde está mi bolso?; ¿dónde están mis llaves?... Si Lara se despertaba en mitad de la noche, ya no podía volver a conciliar el sueño: se quedaba en la cama despierta esperando a que Mila la llamara. Solo descansaba cuando estaba trabajando o cuando Mila acudía al centro de día.

Pero también este último era una fuente de problemas. Unas semanas después de empezar a asistir al centro, Mila comenzó a volver a casa rebosante de quejas sobre el personal y sobre los demás ancianos. «Se burlan de mí —aseguraba—. Hablan a mis espaldas. Me fastidian porque saben que no tengo cerebro.»

Una noche, después de cenar, cuando Misha no andaba cerca, Mila le susurró temerosa a Lara:

—Intentan controlarme con sus pensamientos. Por eso estoy así.

La impotencia y paranoia de su madre desarmaron de inmediato a Lara, y disiparon por completo su ira y su impaciencia. Con delicadeza, le aseguró a Mila que ella se ocuparía de todo al día siguiente por la mañana. De hecho, iría al centro de día en persona y hablaría con los responsables.

—¿Mañana? —replicó Mila con burlona amargura—. ¡Mañana podría estar muerta!

De repente, Lara ya no tenía la sensación de que estaba lidiando con una mente afligida, sino con la acostumbrada arrogancia de su madre, con su expectativa de que ella debía dejarlo todo para acudir en su ayuda.

—¡A este paso —respondió Lara con una dureza poco habitual en ella— me moriré yo antes!

Mila soltó un grito ahogado y meneó la cabeza con lágrimas en los ojos.

—¡Dios no lo quiera! ¡Dios no lo quiera! —exclamó.

Tardó media noche en calmarse.

Lara vino a verme más o menos dos meses después de que a su madre le hubieran diagnosticado alzhéimer. Era una mujer pálida y menuda, de ojos azul oscuro y mirada intensa. Sentada en un sillón frente a mí, parecía estar en constante tensión, como si quedarse quieta le doliera. Aunque cuando hablábamos parecía muy comunicativa, parte de ella daba la impresión de estar en otro sitio. Más tarde me di cuenta de que Lara esperaba constantemente que la interrumpieran. Era evidente que no estaba acostumbrada a ser el centro de atención, y cuando le pregunté si se sentía cómoda, me dedicó una ligera y vacilante sonrisa que daba a entender que la comodidad era algo que había olvidado hacía ya mucho tiempo.

Lara estaba preocupada. Últimamente se sorprendía a sí misma reaccionando ante Mila de un modo que no podía ni explicar ni aprobar. Aunque seguía consintiendo a su madre, a veces no podía evitar ceder a impulsos malsanos: murmurar en voz baja, hacer comentarios sarcásticos, fingir que no oía cuando Mila la llamaba... justo el tipo de cosas por las que en otro tiempo reprendía a su marido.

A Misha, en cambio, ya no parecía molestarle el comportamiento de Mila. Cuando le diagnosticaron alzhéimer, se puso a investigar sobre la enfermedad y sus sentimientos hacia ella cambiaron. Ahora era la conducta de su esposa la que lo desconcertaba, y solía recordarle que Mila estaba enferma y que no podía esperar demasiado de ella.

—Así que ahora resulta que él es el bueno —me dijo Lara con expresión de desconcierto.

—Por supuesto que sí —repuse—. No es con él con quien está obsesionada tu madre. Puede permitirse ser comprensivo.

Lara se rio en señal de conformidad, pero solo durante un momento. Por primera vez en su vida estaba simple y llanamente enfadada con su madre. Y ese tipo de enfado no solo le resultaba extraño, sino que le preocupaba poder sentirse así.

Le pedí que me diera otros ejemplos de cosas que le molestaran. Con cierta timidez, me confesó que Mila había empezado a referirse compulsivamente a sí misma como «la niña débil», con frases como: «¿Sabías que yo era la niña débil de la familia?», o «No es culpa mía. Yo siempre he sido la niña débil». Aunque Lara había oído diversas versiones de aquella expresión durante toda su vida, ahora le resultaba insoportable. Pero lo que la inquietaba aún más era su incapacidad para reprimir su irritación.

Le pregunté a Lara por qué le resultaba tan molesta aquella expresión. Ella se encogió de hombros. No lo sabía, ni creía que valiera la pena averiguarlo. Lo que le preocupaba era el hecho de que tuviera tan poca paciencia. ¿Cómo podía alterarse tanto por unas palabras inocentes?, me preguntó. Yo sospechaba que distaban mucho de ser inocentes.

Descubrí que Mila Rivkin había nacido en 1922 en Ucrania, en la población de Berdichev. Su familia estaba muy unida, pero, a diferencia de sus dos hermanas, ella era menuda y enfermiza, por lo que la llamaban afectuosamente «la niña débil». Un día, al volver de la escuela, observó que en la calle se había congregado un grupo de gente. Se detuvo a preguntar qué ocurría, pero nadie la miraba a los ojos. Finalmente, alguien se le acercó y le dijo que un coche había atropellado a su padre. Pero eso no tenía sentido: en el pueblo solo había dos coches, y ella ni siquiera los había visto nunca. ¿Cómo había podido ocurrir algo así?

Al llegar a casa, Mila intuyó de inmediato por la expresión sombría de su madre que aquello era cierto y que todo estaba a punto de cambiar. A los doce años tuvo que dejar la escuela para trabajar y cuidar de su madre. Y aunque era una niña afable y de natural bondadoso, sus nuevas obligaciones la irritaban. En lugar de que otros cuidaran de ella, ahora era ella la que debía cuidar de otra persona. Había perdido lo que el psicólogo británico John Bowlby denomina una «base segura», alguien en quien refugiarse en los momentos de tensión.[2]

Resulta que los seres humanos y otros mamíferos nacen con un sistema de apego innato que los incita a

buscar la proximidad. Esta función conductual adaptativa ayuda a aliviar el estrés y garantiza la supervivencia
«notificando» a las figuras de apego que deben estar
presentes y mostrarse receptivas. Los niños que se ven
privados de una base segura, o cuyos padres no ejercen
dicha función, tienden a desarrollar estrategias de afrontamiento defensivas.[3] Algunos adoptan lo que se conoce
como «apego evitativo»: se vuelven rígidamente autosu-
ficientes y recelosos de las relaciones cercanas. Otros,
como Mila, adoptan un patrón de «apego ansioso»,
caracterizado por el terror a volver a verse abandonados;
estos niños se vuelven excesivamente dependientes de los
demás y tienden a reaccionar ante los pequeños factores
de estrés como si fueran auténticas catástrofes.

Estos mecanismos de afrontamiento o patrones de apego pueden prolongarse mucho más allá de la infancia y
afectar a nuestra forma de transitar por el mundo.[4] Influyen en el desarrollo de la personalidad, en nuestra actitud hacia nosotros mismos y hacia los demás y, por
supuesto, en las relaciones que establecemos con nuestros propios hijos.

Cuando Mila tuvo edad de hacerlo, de inmediato se
propuso tener una familia. Quería un hijo, no porque
deseara criar a alguien, sino porque anhelaba que la
criaran *a ella*. Y así, a diferencia de la mayoría de los
padres con un patrón de «apego seguro», que ejercen la
función de base segura para sus hijos, Mila convirtió a
su propia hija en la base segura de la que ella se había
visto privada. Para Mila, el mundo era un lugar caótico
y aterrador, y Lara era su salvavidas. Como me contó
Lara durante uno de nuestros primeros encuentros, a
menudo había acompañado a su madre en sus salidas

nocturnas de compras porque Mila se sentía más segura con su hija pequeña a su lado.

Dado que era lo único que conocía, a Lara la dependencia de su madre y sus temerosas exclamaciones del tipo «¿Qué pensará la gente?» o «¿Qué va a ser de mí?» le parecían algo normal. Desde muy pequeña había aprendido a aliviar la ansiedad de su madre asegurándole que no estaba sola; que ella, Lara, estaba a su lado para ayudarla. Aun después de asistir a la universidad en Moscú, casarse y emigrar a Estados Unidos, Lara nunca había llegado a sentirse liberada de la angustia de su madre. El singular desasosiego de Mila seguía presente en sus pensamientos. Pero ¿qué podía hacer ella al respecto, si vivía en otro continente?

Su madre era un motivo de preocupación constante, de una intensidad que ni siquiera ella misma llegaba a comprender, hasta que un día, diez años después de salir de Rusia, abrió una carta del Departamento de Estado que autorizaba a sus padres a establecerse en Estados Unidos. Rompió a llorar, aliviada por la idea de que pronto volverían a estar juntas. Nunca más privaría a su madre de su salvavidas.

Pero cuando a Mila le diagnosticaron alzhéimer, Lara se sintió frustrada. Parecía que le habían dado oficialmente permiso para actuar de forma pueril. Lara sabía que Mila no podía evitarlo, que su memoria, su capacidad de atención y su autocontrol estaban mermados; pero de algún modo le resultaba difícil de creer, y aún más difícil de digerir. Su madre tenía alzhéimer, pero ¿de verdad se había producido una metamorfosis?

Cuando leí por primera vez *La metamorfosis*, hace unos veinte años, sentí una aversión natural hacia aquella familia que parecía demasiado egocéntrica para ocuparse de un hijo enfermo. Transformado en insecto, Gregor corretea por el suelo y solo se comunica emitiendo pequeños chillidos. A pesar de ello, la respuesta de la familia resulta cómicamente decepcionante. Una vez superada la conmoción inicial, sus padres y su hermana vuelven a caer en su habitual pasividad, autocompasión y arrogancia.

De forma natural, yo supuse que era su grotesco egocentrismo lo que los hacía inmunes a la transformación de Gregor. Pero después de haber conocido a muchos cuidadores como Lara, cuya vida se define por el sacrificio y la atención constante al otro, he llegado a la conclusión de que el retrato de la familia de Kafka es representativo de muchas otras, en la medida en que cuanto más desestabilizadora resulta la perturbación, más revierten estas a pautas de comportamiento profundamente arraigadas. Kafka solo llevó una dinámica familiar preexistente a su absurda conclusión.

Puede que los enfermos de alzhéimer no se metamorfoseen en insectos, pero, desde luego, cambian. Sin embargo, en un caso tras otro, he visto cómo paciente y cuidador siguen interactuando como siempre. No cabe duda de que la mayoría de los cuidadores son más conscientes de su función que los Samsa, pero eso no les impide retrotraerse a los roles familiares habituales. Y esas pautas se prolongan porque están a merced de un elemento engañosamente poderoso: el inconsciente.

Aunque actualmente es un concepto típico en los círculos psicológicos y filosóficos, la importancia del inconsciente no siempre ha sabido apreciarse. Acogido al principio con asombro, como un territorio desconocido que había que explorar en busca de tesoros, sedujo a un gran número de personas cultas que decidieron que el psicoanálisis les ayudaría a descubrir su yo interior. El inframundo psicoanalítico de Freud resultaba a la vez atractivo y aterrador; no solo parecía explicar por qué tenemos determinados impulsos concretos, sino que exploraba asimismo por qué esos impulsos parecían dar la espalda a la civilización. Para que la sociedad funcionara, había que reprimir o sublimar cierta parte del inconsciente.

Pero luego, a mediados del siglo XX, se produjo un cambio radical. Una nueva hornada de psicólogos empezaron a aplicar un riguroso enfoque empírico al estudio de los procesos mentales inconscientes, marcando así el comienzo de la «revolución cognitiva».[5] La gente seguía reclinándose diligentemente en el diván del psicoanalista, pero en los círculos académicos se aceptaba en general que muchos procesos mentales se producen sin que nos demos cuenta, y guían gran parte de nuestros pensamientos y actos. La afirmación freudiana de que la conciencia es tan solo «la punta del iceberg» resultó ser más certera de lo que nadie había previsto, aunque quizá no de la forma que Freud pretendía.[6] El nuevo concepto de inconsciente, de naturaleza más cotidiana, hacía hincapié en las operaciones cognitivas y perceptivas rutinarias que bullen bajo la superficie independientemente de la conciencia.[7]

Además, estos procesos inconscientes —como escribe Timothy Wilson en *Strangers to Ourselves*— forman «parte de la arquitectura del cerebro», e influyen en las opiniones, los sentimientos, el lenguaje, la percepción y la toma de decisiones a fin de que funcionemos de manera más eficaz.[8] Este «inconsciente adaptativo» —expresión acuñada por el psicólogo social Daniel M. Wegner— nos permite evaluar rápidamente nuestro entorno y responder sin interferencias de la conciencia, que trabaja más despacio y requiere más energía mental.[9] Y como el inconsciente adaptativo funciona «bajo el radar», tendemos a atribuir a la conciencia la mayor parte de nuestros pensamientos y acciones.

Cabría imaginar a la conciencia trabajando sin saberlo junto a zombis invisibles que ejecutan en silencio lo que cree estar haciendo la mente consciente. De hecho, en ocasiones se alude a los procesos inconscientes como «subsistemas zombis», autómatas esclavos que toman el control cuando realizamos tareas rutinarias como peinarnos, fregar los platos o apagar las luces, que apenas requieren ser conscientes de lo que hacemos.[10]

Sin embargo, muchos de estos procesos inconscientes también pueden implicar un pensamiento y un comportamiento sofisticados, especialmente cuando guardan relación con una habilidad o área de conocimiento concretas. Así, las personas con demencia —incluso aquellas con trabajos intelectualmente complejos o mecánicamente precisos— pueden seguir exhibiendo un alto nivel de rendimiento durante las fases iniciales e incluso intermedias de su dolencia. Como es lógico, esto puede ocultar a sus propios ojos el alcance de su deterioro cognitivo, al tiempo que genera expectativas poco razonables en quienes los rodean.

Un terapeuta, abogado, fontanero o académico puede dar la impresión de que su maquinaria mental funciona a pleno rendimiento, pero en realidad son sus procesos inconscientes los que están haciendo la mayor parte del trabajo.[11] No es extraño que los cuidadores se dejen engañar: generalmente creemos que la capacidad de juicio, el pensamiento y el carácter están guiados por procesos «superiores» conscientes y deliberados, de modo que nos quedamos perplejos cuando vemos que las capacidades de los pacientes con demencia no parecen estar especialmente mermadas.[12]

Cuando Mila Rivkin desarrolló alzhéimer, la enfermedad no alteró de inmediato la percepción que su familia tenía de ella. Diversos aspectos cruciales de su personalidad derivados de procesos inconscientes —temperamento, preferencias, respuestas características, sociabilidad— permanecieron más o menos igual.[13] Para Lara y Misha, Mila seguía «pareciendo» Mila. Sus cansinas expresiones y sus dudosos relatos no cesaron; antes bien, se redoblaron para ayudarla a afrontar la situación. Como le ocurría al señor Kessler, cuando la cognición compleja de Mila empezó a desaparecer, ella se aferró aún más a los «guiones» inconscientes en los que siempre había confiado y que siempre la habían definido.

De manera que, cuando Mila repetía una de sus típicas frases acerca de que era «la niña débil», Lara solo veía a su madre, no la enfermedad. Y cuando Lara soltaba una pulla o un reproche, iba dirigida a su madre, no a la enfermedad. Mila, obviamente ajena al hecho de estar agobiando a Lara con sus incesantes preguntas y observaciones, se quedaba mirándola con rostro inexpresivo.

MILA: ¿A dónde crees que vas?

LARA: ¿A dónde voy siempre? A la compra.

MILA: ¡A la compra, a la compra! ¿Y qué se supone que voy a hacer yo? ¿Quién va a cuidar de mí mientras no estás? Me paso el día sola.

LARA: ¿De qué hablas? Llevamos todo el día juntas. He paseado contigo, te he bañado, hemos cenado...

MILA: ¿Así que soy una carga?

LARA: Mamá, ¿qué quieres de mí?

MILA: ¿He comido? Me apetece un poco de pan.

LARA: Ya te lo he dicho: por eso tengo que ir a la compra. Se nos ha terminado el pan que te gusta.

MILA: ¿Vas a la compra? ¿Y qué va a ser de mí?

LARA: Tú te quedas en casa.

MILA: ¡Sola, como un perro! (*Al ver marcharse a su hija, se inquieta aún más*). ¿A dónde vas?

LARA: ¡Por enésima vez, voy a la compra!

MILA: ¿Y yo qué voy a hacer?

Lógicamente, Lara se sentía frustrada. Como tantos otros cuidadores, empezó a imitar los mismos síntomas que la oprimían. Para empezar, descubrió que ella también se repetía. Irónicamente, este tipo de «contagio» puede deberse en parte a la propia plasticidad del cerebro. El cerebro sano resulta ser milagrosa y maravillosamente adaptable. Pero en lugar de posibilitar que los cuidadores modifiquen sus hábitos y expectativas para lidiar con los trastornos de la demencia, puede volverlos tan obstinados y propensos a la repetición como sus pacientes. En *El cerebro se cambia a sí mismo*, el psiquiatra Norman Doidge recurre a la analogía del trineo ideada por el neurólogo Álvaro Pascual-Leone para explicar por qué se produce esa rigidez.[14] Imaginemos que estamos montados en un trineo en lo alto de una colina cubierta de nieve virgen. Descendemos la colina en el trineo; volvemos a subir y luego decidimos si tomar el mismo camino o bien seguir uno nuevo. Las opciones son infinitas, pero si elegimos siempre la misma ruta, los surcos del trineo se van haciendo cada vez más profundos y duros, y cuanto más definidos están, más fácil resulta volver a bajar por ese camino. Así pues, la repetición engendra más repetición.

En los casos de demencia, la repetición es un síntoma evidente; pero lo que hace caer en la trampa a los cuidadores es el hecho de que dicha repetición no es solo producto de la patología. Las obsesiones, exigencias, muletillas, comentarios hirientes y llamadas telefónicas constantes del paciente son conductas naturales de apego que surgen en respuesta al estrés.[15] El alzhéimer, en especial, puede crear un clima interior tan sumido en la confusión, la ansiedad y la pérdida inespecífica que el sistema de apego termina por sobrecargarse, impulsando a los pacientes a buscar de forma obsesiva una base segura: a un padre ausente, un hogar, una muñeca, una prenda de vestir..., cualquier cosa que les proporcione seguridad.[16]

Lara había sido la base segura de Mila mucho antes de que desarrollara la enfermedad. El alzhéimer no cambió esa situación de la noche a la mañana; más bien al contrario, la enfermedad tan solo acentuó el patrón de apego ansioso de Mila.[17] Lo mismo les ocurre a los pacientes con un patrón de apego evitativo: lejos de buscar la cercanía, pueden volverse más recelosos, menos dispuestos a aceptar ayuda y cada vez más insistentes en mantener su independencia. En realidad, pues, los comportamientos que los cuidadores ven día a día son los mismos de los que han sido testigos toda su vida, solo que ahora parecen más pronunciados.

Cuando Mila llamaba a Lara cada cinco minutos, no era solo porque hubiera olvidado que acababan de hablar; también se debía a que su sistema de apego la llevaba a buscar consuelo de forma desesperada. Y cuando se refería a sí misma de forma reiterada como «la niña débil», no era solo porque hubiera olvidado lo que acababa de decir, sino también porque su mecanismo de afrontamiento la llevaba a enfatizar su vulnerabilidad e impotencia para justificar mejor su invocación a una figura de apego. Incluso estando bien, Mila había exigido atención y cercanía. Pero ahora, subyugada por la enfermedad, cuando todo su mundo era un callejón oscuro y vacío, se aferraba aún con más fuerza a Lara. Y esta volvía a ser la niña cuya función era hacer que su madre se sintiera segura en la oscuridad.

Cuanto más me hablaba Lara de su pasado, más relajada se sentía. Al cabo de varias reuniones se acomodaba en su silla como si no tuviera que ir a ningún otro sitio. Una tarde permaneció en silencio, y yo hice lo propio, satisfecha de que se concediera un momento para reflexionar, un momento enteramente suyo. Cuando empezó a hablar fue para explicarme por qué la muletilla materna de «la niña débil» le resultaba tan agobiante. Aquella constante cantinela —me dijo, reflexionando en voz alta— no solo infantilizaba a Mila; además sonaba extrañamente como una admonición o una advertencia, como si le estuviera diciendo: «No olvides por lo que he pasado y no me abandones». Así que, cada vez que Lara actuaba de forma desagradable o impaciente, no solo se sentía una mala hija, sino también una «mala madre».

Una buena madre —me dijo Lara con un asomo de ironía— se mostraría más paciente cuando Mila volvía del centro de día quejándose de que allí la gente la ridiculizaba y la rechazaba. Todas las tardes, al regresar a casa, repetía el mismo lamento:

—Tendrías que ver cómo me tratan. Gracias a Dios que tú estás aquí. Gracias a Dios. No sé cómo he podido aguantarlo.

Al oírlo, a Lara se le encogía el corazón. Se imaginaba a Mila sola en el centro de día, desorientada y asustada.

—Deberías ver cómo me hablan. Allí nadie me cuida. Nadie. A nadie le importo.

Pero, tras oír varias veces lo mismo, Lara le espetaba:

—¿Cómo puedes decir que no le importas a nadie? Yo no hago otra cosa que asegurarme cada minuto de que no estés sola.

Una vez empezaba, Lara ya no podía parar. ¿Por qué Mila era incapaz de reconocer lo mucho que hacía por ella? ¿Por qué no entendía que había alguien a su lado, que siempre lo había habido? ¿Por qué nunca era consciente de los problemas que causaba?

Sintiéndose atacada por su propia hija, Mila apenas podía contener las lágrimas.

—¿Por qué me gritas? ¿Es culpa mía que siga viva?

Cada mañana, Lara se prometía a sí misma que dejaría que su madre se lamentara de sus desgracias mientras ella, la hija obediente, la escuchaba con calma. Pero en cuanto su madre empezaba con su cantinela, Lara, como si fuera víctima de un hechizo, contraatacaba repitiendo de nuevo las mismas frases que le había soltado a su madre el día anterior y el anterior. Saber que su respuesta era inútil y sentirse ridícula no impedía que una y otra vez brotaran de sus labios las mismas palabras.

Lara no era ni mucho menos un caso aislado de esta pauta de respuesta. Cuando el sistema de apego de un paciente clama constantemente por que lo tranquilicen, el propio sistema de apego del cuidador no puede menos que activarse. Al haber crecido con una madre tan dependiente, el equilibrio emocional de Lara estaba directamente ligado al suyo. Tranquilizando a su madre, también se tranquilizaba a sí misma.[18]

Cuando entró en escena el alzhéimer, las angustias de Mila se convirtieron en una alarma que no podía apagarse. Y dado que Lara no podía librarse ni un momento de la aflicción de su madre, tampoco podía escapar de la suya propia.

De hecho, el propio sistema de apego de Lara también se sobrecargaba, y también ella revertía a su peculiar patrón de afrontamiento: intentar arreglar a su madre de forma refleja. El alzhéimer había creado un pozo sin fondo de necesidades en Mila, y en consecuencia Lara sentía que nada de lo que hiciera sería suficiente. La enfermedad no había hecho sino aumentar el volumen de lo que Lara llevaba oyendo casi toda su vida: las insaciables exigencias de su madre. Pero solo ahora empezaban a impacientarla.

Los obstáculos que implica cambiar el comportamiento de un paciente son claros, pero los que afrontan los cuidadores resultan menos evidentes. Para poder resistirse a los viejos hábitos a la hora de reaccionar ante las demandas de sus pacientes, los cuidadores han de pasar de las respuestas inconscientes a las conscientes.[19] Parece sencillo, pero lo cierto es que el cerebro lo pone difícil. Al fin y al cabo, el objetivo del cerebro[20] no es ser sabio, o acertado, o razonable siquiera, sino conservar energía.[21] ¿Por qué gastar energía en costosas actividades conscientes cuando tenemos a mano procesos inconscientes «más baratos»?[22] Bajo presión, nuestro cerebro deviene especialmente frugal y revertimos a viejas pautas de comportamiento, y, cuanto más recurrimos a ellas, más profundos se hacen nuestros «surcos» neuronales, y más difícil resulta elegir un camino distinto.[23]

Al igual que la familia de Gregor respondió a su extraña encarnación con su habitual egoísmo e insensibilidad, los cuidadores se acomodan en sus propios surcos familiares con sus pacientes. Y en las relaciones íntimas e imbricadas, nuestros caminos neuronales convergen con los de nuestros pacientes; sus comportamientos repetitivos engendran los nuestros. ¿Y cómo podría ser de otro modo, si el sistema de apego de Lara había sido moldeado por la misma persona de la que ahora cuidaba? El alzhéimer, pues, actúa como una especie de cola de serpiente, sacudiéndose las respuestas emocionales de una persona a otra.

Lara, que creció en la antigua Unión Soviética, en un estrecho apartamento en el que dormían tres personas en cada estancia, anhelaba la soledad aun antes de saber lo que significaba. Hoy tiene su propio hogar; pero Mila vive con ella, y, aunque dispone de su propia habitación, su voz lastimera recorre toda la casa: «¿Qué va a ser de mí?»; «¿Qué pensará de mí la gente?»; «¿Qué voy a

hacer?»... A Lara esas preguntas siempre le habían pro-
vocado claustrofobia. Pero solo después de la irrupción
de la enfermedad su reiteración empezó a mortificarla,
como un opresivo recordatorio de que estaba atrapada
en el papel que había ocupado desde que tenía uso de
razón.

3. Ceguera ante la demencia
Por qué cuesta tanto ver la enfermedad

Existe una ilusión óptica aparentemente sencilla que siempre nos engaña. La llamada ilusión de Müller-Lyer: dos líneas paralelas, una dotada en sus extremos de unas puntas de flecha que apuntan hacia dentro, y otra de unas puntas que se extienden hacia fuera.[1] Las dos líneas tienen la misma longitud.

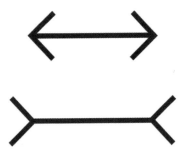

Sin embargo, por más veces que las midamos para constatarlo, la que tiene las puntas hacia fuera siempre nos parecerá más larga. Esta tensión entre lo que sabemos conceptualmente y lo que percibimos de manera instintiva forma parte de nosotros y, en mi opinión, constituye el núcleo del dilema del cuidador.

Los cuidadores pueden ser conscientes de que sus padres o sus cónyuges padecen demencia, pero en muchos casos eso no les impide reaccionar de forma emotiva y errática ante la mala conducta o los delirios de sus pacientes. Saber más no hace necesariamente que los cuidadores actúen mejor. En el pasado me tropecé con este fenómeno tan a menudo (incluso con cuidadores bien informados) que empecé a preguntarme si en la incapacidad de un familiar para aceptar todas las implicaciones del deterioro cognitivo no intervendría algún componente neurológico.

El psicólogo Daniel Kahneman lo explica en *Pensar rápido, pensar despacio*, donde postula dos modos de pensamiento.[2] El «sistema 1» es nuestro modo de pensamiento automático; funciona sin esfuerzo, produce impresiones inmediatas, y genera reacciones emotivas y viscerales. Este proceso inconsciente, que Kahneman denomina «pensamiento rápido», resulta casi imposible de reprimir. El sistema 1 se basa en nuestras intuiciones, sesgos y supuestos, y nos hace susceptibles de caer en diversas trampas visuales y cognitivas, como la ilusión de Müller-Lyer.

El «sistema 2» constituye un modo de pensamiento más reflexivo; opera a cierta distancia conceptual y es más lento a la hora de emitir juicios. Podemos pensar en el sistema 1 como el cuñado bocazas que siempre tiene respuesta para todo, y en el sistema 2 como el profesor cerebrito propenso a murmurar: «Me temo que yo no sé nada al respecto», o «Quizá deberíamos pensarlo mejor». Y quizá si el sistema 2 tuviera más poder sobre nosotros, nos ayudaría a ver lo que *sabemos* que es cierto. Aunque la demencia no juega con líneas y ángulos, recurre a un truco aún más complicado para disfrazarse.

Hace unos años, cierto día de otoño, vino a verme una experimentada trabajadora social. Jasmine Hines era una mujer de treinta y seis años alta, guapa y esbelta, con unos grandes ojos color avellana que a menudo parecían a punto de llenarse de lágrimas. De voz suave y talante equilibrado, se mostraba inflexible a la hora de evaluar sus puntos fuertes y débiles. También era honesta con los demás, lo que le ayudaba a la hora de tratar con niños en situación de riesgo. Pero cuando su padre, Stewart, murió de cáncer, ella dejó su trabajo para cuidar de su madre, Pat.

Cuando Jasmine hablaba de Stewart, su voz vibraba de afecto, salpicada de destellos de humor; cuando surgía el nombre de Pat, en cambio, adquiría un tono cansino, casi deprimido. Pensaba en su padre a menudo, no solo porque lo echaba de menos, sino porque se había dado cuenta de hasta qué punto podía confiar en él y de la pericia con la que él le había ocultado la demencia de Pat. Aunque veía a sus padres a diario, Jasmine nunca había llegado a sospechar el grado de deterioro de su madre.

Ahora, mirando atrás, podía identificar algunos indicios sutiles y otros no tan sutiles. Por ejemplo, la vez en que Pat se sentó al volante de su coche y luego se volvió hacia Jasmine y le dijo: «No sé qué tengo que hacer ahora». Jasmine le respondió: «Vale, mamá, muy gracioso». Pero cuando Pat abrió la guantera, cayó una lista de instrucciones para arrancar el coche. La nota estaba escrita con la letra de Stewart.

Jasmine hizo una pausa mientras me lo contaba, como si reflexionara sobre lo que acababa de decirme.

—Eso debería haberme puesto sobre aviso, ¿no? Pues en lugar de eso pensé: «¡Qué oportuno! ¡Papá al rescate!».

—¿Tu padre siempre acudía al rescate? —le pregunté.

—Sí. Yo debería haberme dado cuenta de lo que estaba ocurriendo. Pero no quería enfrentarme a ello, así que lo ignoré.

Me dolió ver cómo se culpaba a sí misma de algo que la mayoría de los cuidadores también pasan por alto. Aunque a menudo haya signos evidentes de alzhéimer —incoherencia, conducta sexual inapropiada, desorientación, delirios paranoides e incluso violencia física—, los familiares siguen dudando a la hora de dar el salto a un diagnóstico neurológico. Los pacientes, obviamente, no necesitan ayuda para negar la enfermedad. ¿Cómo podrían hacer un seguimiento de sus propios síntomas si ni siquiera recuerdan las cosas de un momento a otro? En muchos casos, la enfermedad genera el deterioro cognitivo y luego se oculta tras él. Pero ¿qué hay de los cuidadores? ¿No podría tener su propia negación un componente neurológico? Yo creo que sí, y he llegado a la conclusión de que se trata de una especie de «ceguera ante la demencia».

Al pensar en ello en esos términos, me acordé del punto ciego físico que existe en el ojo humano, en el lugar donde el nervio óptico sale de la retina.[3] En ese único punto de cada ojo no hay fotorreceptores; de hecho, existe un vacío en el que no se registran datos sensoriales. Sin embargo, cuando observamos el mundo, percibimos una imagen completa. Ello se debe a que el cerebro, utilizando la información visual de los bordes del punto ciego, rellena el vacío con lo que *espera* ver. De modo similar, el cerebro nos oculta lo que no sabe «rellenándolo» con lo que sí sabe. Encuentra nuestro preexistente punto ciego emocional y lo explota.

Mientras escuchaba a Jasmine, empecé a comprender cuál podría ser su punto ciego. Cuando Stewart estaba en su lecho de muerte, había telefoneado a Pat desde el hospital y le había pedido que le llevara un libro. Jasmine, que estaba junto a su madre, vio cómo esta se inquietaba durante la llamada. Pat le dijo a su marido que no sabía dónde estaba el libro; no sabía si podría llevárselo. Entonces Jasmine se sobresaltó al oír a su padre gritarle por teléfono que más le valía encontrar el libro y se sobresaltó aún más cuando Pat se indignó y empezó a gritarle a él.

Perpleja, Jasmine le suplicó a su madre: «Mamá, papá se está muriendo. Puede gritarte. Cuando uno se muere puede hacer esas cosas».

Tímidamente, le pregunté a Jasmine si no creía que en aquel momento Pat ya sufría demencia.

Ella se encogió de hombros:

—Bueno, solo era mamá siendo mamá.

Puede que sí, que solo fuera Pat siendo Pat, pero su confusión y su ira también eran signos típicos de la enfermedad. Aunque a Jasmine le había preocupado que Pat le gritara a Stewart, no se le había ocurrido pensar que la ira y la confusión de su madre pudieran revelar un problema neurológico.

Una vez más, comprobé lo difícil que resulta atribuir una causa neurológica al discurso y los comportamientos que siempre han mediado la impresión que tenemos de otras personas. Los cuidadores no solo ven obstaculizada su comprensión por el inconsciente adaptativo de los pacientes, que les hace parecer menos enfermos de lo que realmente están; además, la propia mente de los cuidadores a menudo malinterpreta lo que tiene delante. Puede que los pacientes contribuyan sin saberlo a crear la ilusión de que siguen estando bien, pero es la mente sana la que cae en la trampa de esa ilusión. Esta susceptibilidad, que a menudo pasa desapercibida, resulta bastante frecuente; incluso podría compararse con la forma como nos engaña una ilusión óptica real.

Pensemos, por ejemplo, en la ilusión de la máscara cóncava (véase la ilustración).[4] En el dibujo vemos una cara convexa, aunque los trazos que la forman son en realidad cóncavos. La cara *parece* convexa porque nuestra mente tiene una abundante experiencia con rostros reales, que de hecho son convexos. Y eso, a su vez, genera una *expectativa neuronal* de convexidad tan potente que supera a la propia señal sensorial (es decir, a la concavidad).

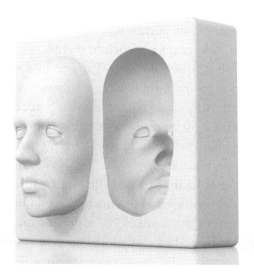

Entonces, ¿por qué el ojo ve lo que la mente sabe que está mal? Según el científico cognitivo Andy Clark, estas equivocaciones visuales no son fallos del cerebro, ni siquiera errores aleatorios.[5] Son, de hecho, tendencias neuronales que revelan algo «correcto» sobre el cerebro, aunque resulte que en determinados casos se equivoque sobre lo que está viendo.

Tradicionalmente se creía que el sistema perceptivo era de naturaleza pasiva, o inducido por estímulos, una opinión que refleja nuestras intuiciones sobre la realidad. Intuitivamente nos da la sensación de que tenemos acceso directo al mundo exterior, y que lo único que tenemos que hacer es quedarnos ahí sentados y dejar que nuestros sentidos lo capten tal como haría una cámara.[6] Esta visión de la percepción como un proceso pasivo e inducido por estímulos se conoce como «percepción ascendente».[7]

Hoy, sin embargo, sabemos que el cerebro no es un mero espectador, sino un participante activo en la percepción, y que el mundo visible es el resultado de una solución de compromiso entre los datos sensoriales y las expectativas de la mente basadas en experiencias anteriores. Dado que construimos de forma natural un modelo interno de la realidad, lo que ya sabemos influye en lo que todavía ignoramos, aunque no siempre de forma precisa. Esta tendencia a la percepción basada en expectativas se denomina «procesamiento descendente», y a veces hace que las expectativas lleguen a anular los estímulos sensoriales entrantes.[8] Puede que la imagen de una cara sea cóncava, pero a nosotros no nos lo parece.

Si nuestras expectativas pueden anular la realidad, resulta prácticamente inevitable que nos dejemos engañar por percepciones erróneas más importantes que una ilusión óptica. Imaginemos que estamos en el bosque y nos tropezamos con un oso. Si no tuviéramos un modelo interno de cómo son los bosques o los osos, probablemente estaríamos muertos para cuando nuestra mente pudiera dar sentido a los datos. Por otra parte, podríamos estar equivocados. Puede que el oso sea en realidad un perro inusualmente grande y con aspecto de plantígrado. Aun así, seguiríamos pensando «¡Oso!» y saldríamos corriendo, o puede que nos hiciéramos los muertos. Más tarde, quizá nos sentiríamos avergonzados por haber reaccionado de forma exagerada, pero habría merecido la pena. Al fin y al cabo, nuestro imperativo biológico es sobrevivir, no mantener intacto nuestro orgullo o evitar cometer errores intrascendentes.

Las ideas preconcebidas nos guían de forma sutil y persuasiva. Sin un modelo interno del mundo, la vida sería demasiado ruidosa, demasiado ambigua, demasiado caótica.[9] Sin nada que nos orientara, nos perderíamos en un sinfín de detalles, o nos sentiríamos confusos debido a una sobrecarga de estímulos, o acabaríamos paralizados por un exceso de opciones. Sin expectativas construidas a partir de la experiencia, tendríamos que partir de cero en *cada nueva* interacción o impresión. Tardaríamos demasiado en saber qué es dañino o benigno, quién es amigo o enemigo.

Así pues, del mismo modo que la memoria no está diseñada para ser precisa, tampoco lo está la percepción, y nuestra capacidad general de funcionar de manera eficaz sin duda compensa cualquier error ocasional. La ceguera ante la demencia existe justamente porque hacemos algo más que limitarnos a observar el mundo que nos rodea: lo interpretamos, como señala Andy Clark, en función de «un rico bagaje de conocimientos previos».[10] Y es justamente porque conocemos tan bien a nuestro cónyuge o a nuestro progenitor por lo que la demencia nos engaña, haciéndonos ver los suficientes indicios familiares para pensar que todo va bien.

Las investigaciones de Nassim Nicholas Taleb parecen respaldar esta explicación. Taleb sostiene que tendemos a pasar por alto todo lo que nos resulta anómalo creando «falacias narrativas» que imponen coherencia adaptando los fenómenos inesperados para que encajen en nuestros supuestos previos.[11] Del mismo modo que damos sentido al mundo visual (lo que a veces implica dejarnos engañar por él), nos formamos expectativas de las personas que nos rodean, proyectando relatos sobre nuestros parientes que nos sirven para ocultar las pruebas de su deterioro. Inconscientemente, minimizamos las anomalías propias de la demencia, de manera que lo que a un extraño podría parecerle un comportamiento atípico, al cuidador le parece solo un nuevo arrebato familiar. Y del mismo modo que de forma inconsciente imponemos expectativas preconcebidas al mundo visual —lo que nos hace caer en ilusiones ópticas—, retorcemos los síntomas de la demencia para que encajen con lo que ya sabemos sobre nuestro cónyuge o progenitor.

Tras la muerte de Stewart, Jasmine se mudó a la casa de piedra rojiza de sus padres, situada en Convent Avenue, en el barrio neoyorquino de Harlem. Era una amplia vivienda de cuatro plantas que ahora parecía algo menos imponente debido a todas las notas que había pegadas con cinta adhesiva en sus puertas y paredes: «No salgas de casa sin avisar a alguien»; «No grites a las auxiliares:

están aquí para ayudar»... A lo largo de los años he visto notas similares en tantos hogares que a veces me las imagino en todas las lenguas del mundo, como un intento universal de poner orden en el caos. Pese a que no resultan demasiado eficaces, estos mandamientos domésticos evidencian un duelo de voluntades entre paciente y cuidador, en el que ambos luchan por mantener un aparente control.

En casa de Jasmine, la cocina era donde más instrucciones había: «No saques comida del congelador»; «Mira el menú que hay en la mesa»; «No te comas la comida de Jasmine»... La primera vez que fui a verla, Jasmine me sorprendió estudiando las notas, y yo no pude evitar sentirme un poco avergonzada, como si me hubieran pillado espiando.

Como ocurre con frecuencia cuando el cuidador es un familiar, había una larga y problemática historia entre madre e hija. La madre de Pat trabajaba demasiadas horas como limpiadora como para poder prestarle demasiada atención, y sus hermanos la consideraban solo una niña, incapacitada para las cosas importantes de la vida. Como resultado, Pat siempre había sentido que estaba sola. Había trabajado mucho, se había sacado un doctorado en una destacada universidad y se había convertido en la única mujer afroamericana miembro de la facultad de Ingeniería de una universidad prestigiosa. Y quizá debido a que nunca había obtenido la suficiente atención de su madre, el amor de Pat por sus hijos se había traducido en una constante presión —especialmente a Jasmine, su única hija— para que triunfaran en la vida. Aprendieron a hablar bien, a vestir bien y a comportarse bien. No bastaba con sacar sobresalientes en el colegio: tenían que sacar matrículas de honor para ganarse su aprobación.

Cuando Jasmine hablaba de las imposibles exigencias de su madre, las defendía y se quejaba de ellas en igual medida. Si su madre había conseguido tanto, ¿por qué iba a esperar menos de sus hijos? Pero no todos los métodos educativos de Pat parecían fáciles de justificar. Por ejemplo, cuando Jasmine tenía siete años, Pat le impuso una dieta consistente en tres vasos de leche y ocho galletas saladas al día. Los dos primeros días transcurrieron sin incidentes, pero al tercero, mientras se estaba probando vestidos en unos grandes almacenes, Jasmine se desmayó.

Al ver mi expresión horrorizada en este punto de su relato, Jasmine me dijo, medio en serio, medio en broma:

—Para ser justa con mi madre, debo decir que hizo la misma dieta que yo.

No resulta sorprendente que más tarde Jasmine desarrollara un trastorno alimentario. Si podía mantenerse delgada, esa era una de las cosas que se le daban bien. Pero su madre nunca reconoció que Jasmine tuviera un problema. ¿Lo sabía y lo ignoraba a propósito, o es que el trastorno alimentario no formaba parte del vocabulario cultural de su generación?

El padre de Jasmine, en cambio, sí sabía lo que estaba pasando y, de hecho, le compró a Pat un libro titulado *Madres e hijas con trastornos alimentarios*. Pero Pat ni siquiera llegó a echarle un vistazo. No es que se negara a leerlo: simplemente fingió que no existía.

—¿Crees que si lo hubiera leído las cosas serían distintas? —le pregunté.

—Quién sabe, a lo mejor ayer no la habría llamado zorra.

—¿Qué pasó? —inquirí.

—Bueno —me respondió Jasmine con aspereza—, se estaba comportando como una zorra.

Aquella frívola respuesta, obviamente, ocultaba lo mal que se sentía cuando discutía con su madre. Supe que había sido una de sus riñas habituales y que había girado en torno a la comida. Empezó cuando Pat se puso a rebuscar en el congelador. Al ver a su madre delante del frigorífico abierto, Jasmine intentó cerrar la puerta, pero Pat la empujó a un lado con rabia y Jasmine se dio un fuerte golpe en la cabeza con el borde del frigorífico. Pat ni siquiera se percató de ello.

JASMINE: ¡Mamá! Vuelve a meter el pescado en el congelador, por favor.

PAT: Quiero ver qué vamos a cenar mañana.

JASMINE: Mira el menú. ¿De qué sirve que haga un menú si no lo miras?

PAT: ¿Quién te ha pedido que lo hagas?

JASMINE: Me lo pediste tú.

PAT: Yo *nunca* te he pedido tal cosa.

JASMINE: Sí, mami, sí me lo pediste. Y lo hago por ti, así que, por favor, haz tú esto por mí.

PAT: Lo que yo haga con *mi* congelador no es asunto tuyo.

JASMINE: Es *nuestro* congelador. Vuelve a meter el pescado. Mañana comeremos gambas.

PAT: ¿Cómo lo sabes?

JASMINE: Porque las voy a cocinar yo. Mira el menú. (*Pat se encoge de hombros y sigue rebuscando en el congelador*). ¡Mami, vuelve a ponerlo en su sitio! Si sacas comida, se echará a perder.

PAT: ¿Vas a enseñarme a cocinar? ¡Yo ya cocinaba antes de que tú nacieras! (*Pat saca un paquete de pechugas de pollo y parece estar encantada*).

JASMINE: Mami, vuelve a poner eso en su sitio. ¿Para qué las necesitas?

PAT: Quiero sacarlas. ¡Yo soy la madre y tú la hija! ¿Por qué siempre tienes que hacer las cosas tan difíciles?

A Jasmine le iba a explotar la cabeza, pero lo que le hizo perder los estribos fue esa última acusación. Comprendía que la confusión de su madre y su afán de hurgar en el congelador eran producto de la enfermedad, pero una parte de ella también creía que, si de verdad le importaba a su madre, esta debía dejarle al menos un lugar de la casa donde pudiera ejercer cierto control, cosa que Pat no hacía.

Jasmine puso fin a la discusión alejándose de su madre y dándole la callada por respuesta.

Obviamente, Pat olvidó enseguida todo el episodio, y luego no entendía por qué Jasmine no le hablaba. Afectada por el empujón hostil de su madre y su comentario hiriente, Jasmine pegó otra nota: «La violencia no es la respuesta».

Mientras me contaba todo esto, Jasmine pasó de mostrarse irónicamente divertida a exhibir un profundo pesar.

—¡Dios, odio el sentimiento de culpa! —me dijo con voz pausada—. ¡Lo odio, lo odio!

La tercera vez que me reuní con Jasmine me preguntó de buenas a primeras si la demencia volvía más egoísta a la gente. Le dije que solía hacer que la gente *pareciera* egoísta, pero que la raíz de su egocentrismo residía en su incapacidad para tener en cuenta las necesidades y los sentimientos de los demás. Mientras se lo decía, no pude evitar sentir cierto bochorno al ser consciente del tono aséptico de mis palabras. Mi respuesta, como muchas respuestas técnicamente correctas, no captaba el sentido de la pregunta. Por fortuna, fue la propia Jasmine la que abordó el quid de la cuestión:

—Da lo mismo.

Y, en efecto, así era. El problema para los cuidadores es que, cuando los pacientes parecen seguir siendo los mismos, es muy difícil no tratarlos como siempre. Por eso, cuando sus cónyuges o progenitores se portan mal, los cuidadores responden como si siguieran estando completamente sanos. De hecho, muchos idean estrategias para cambiar el comportamiento del enfermo. Las notas de Jasmine o la insistencia de Sam Kessler en que su padre repitiera tres veces sus instrucciones son métodos habituales para hacer recordar a los pacientes. «¡Funciona! —me había asegurado Sam en su momento—. Si repite las cosas, funciona.» «¿Siempre?», inquirí. «No, no siempre», admitió él.

Cuando le pregunté a Jasmine si ella creía que sus notas eran eficaces, se mostró dubitativa. Sabía que el alzhéimer afectaba a la capacidad de atención, pero no estaba dispuesta a rendirse.

—A veces las notas funcionan —me aseguró.

A primera vista, este supuesto podría parecer desconcertante. ¿Por qué confiar en una estrategia que da resultados contradictorios? En un famoso experimento, B. F. Skinner metió varias palomas hambrientas en una caja y las alimentó de forma aleatoria.[12] Observó que todo lo que hacían las palomas antes de recibir la comida —arrullar, saltar, inclinar la cabeza, dar vueltas en su sitio— lo repetían de forma obsesiva en un intento de obtener una nueva recompensa. Skinner dedujo que los animales tendían a ver una relación causa-efecto incluso cuando los acontecimientos no estaban relacionados, e identificó esa inclinación como el origen de la superstición, el pensamiento mágico y el comportamiento ritual.[13]

También descubrió que cuando daba recompensas al azar a una serie de ratones, estos se mostraban más desesperados por obtenerlas que si se les proporcionaban de forma sistemática.[14] De hecho, les resultaba más difícil desaprender lo que hacían cuando las recompensas se interrumpían. Lo mismo puede decirse de los seres humanos.[15] La aleatoriedad crea una especie de comezón cognitiva que necesita verse aplacada. Quienes dirigen casinos y crean aplicaciones de juegos saben que repartir recompensas de forma impredecible mantiene enganchados a los usuarios.

¿Qué tienen que ver las palomas supersticiosas de Skinner, sus ratones obsesivos y las aplicaciones de juegos adictivas con la prestación de cuidados? En cierto modo, reflejan cómo respondemos a los pacientes que *a veces* se toman sus medicinas, *a veces* siguen un horario, *a veces* cumplen sus promesas y *a veces* se abstienen de tocar la comida siguiendo nuestras instrucciones. Nuestra memoria normal, de naturaleza selectiva, se centra en aquellas ocasiones en las que una estrategia funciona, creando así una conexión causal que en realidad no existe.[16]

¿Por qué la imprevisibilidad resulta tan perturbadora? ¿Por qué necesitamos negar la aleatoriedad? Como explica el divulgador científico Michael Shermer en *The Believing Brain*, buscamos patrones porque establecer asociaciones y ver conexiones mejora nuestras posibilidades de supervivencia.[17] Al fin y al cabo, es más seguro creer que una visión, un sonido, un olor o una sombra desconocidos están relacionados con el peligro que considerarlos aleatorios o inofensivos.[18] Y dado que es mucho mejor equivocarse que correr peligro, a veces establecemos conexiones falsas, incluso extravagantes.[19]

Imponer orden en acontecimientos aleatorios es un instinto tan potente que —según han podido descubrir los psicólogos— cuando una persona experimenta una pérdida de control es más propensa a ver patrones donde no los hay.[20] El alzhéimer no solo arrebata ese control a los pacientes, sino también a los propios cuidadores. En las fases inicial e intermedia de la enfermedad, el paciente puede tener un humor cambiante, una capacidad cognitiva variable y una memoria errática, todo lo cual genera un entorno caótico. Por eso, aun cuando esperan que se produzcan esos cambios de comportamiento, los cuidadores hilvanan relatos para explicarlos. Al fin y al cabo, la mente doblega de forma natural lo impredecible para adaptarlo a lo que percibe como familiar. De este modo, el alzhéimer se oculta tras la propia imprevisibilidad que crea.

Jasmine lo resumió perfectamente:

—Mi madre es muy cuca. Tiene alzhéimer cuando le conviene, y cuando no le conviene no lo tiene.

A Jasmine, la incapacidad ocasional de su madre de seguir instrucciones no le parecía un síntoma del funcionamiento aleatorio de un cerebro enfermo, sino una actitud en consonancia con la tendencia de Pat a hacer lo que le venía en gana sin tener en cuenta las necesidades de su hija.

Repitámoslo una vez más: ser consciente de la enfermedad no impide que esta se oculte ante nuestros ojos. Como explica Kahneman, las ilusiones cognitivas pueden ser tan convincentes como las visuales.[21] Y, en mi opinión, las ilusiones cognitivas vinculadas a la demencia resultan especialmente seductoras, ya que, a diferencia de las ilusiones ópticas, que desaparecen o dejan de importar cuando no las miramos, las demencias nos *involucran* en tanto que sus ilusiones las perpetúan *a la vez* paciente y cuidador. De hecho, los propios pacientes propician las percepciones erróneas, puesto que, como hemos visto, antes de erosionar los diversos aspectos de lo que son, el alzhéimer puede magnificar lo que siempre han sido.

Cuando el alzhéimer de Pat se convirtió en un hecho cotidiano, Jasmine canalizó a través de la enfermedad la mentalidad de estudiante de matrícula de honor que su madre le había inculcado: asistió a seminarios, leyó los libros apropiados e introdujo los cambios necesarios para lidiar con la enfermedad. Todo ello le costó su vida social, su trabajo y su independencia. Por eso, la acusación de Pat de que siempre le ponía las cosas difíciles no solo le dolió, sino que le indujo a pensar que no había hecho lo suficiente.

Aunque era el alzhéimer el que impedía a Pat entender la lógica de los argumentos de su hija o asimilar sus instrucciones, su resistencia no parecía ser *solo* de naturaleza neurológica. Por más que Pat fuera cognitivamente incapaz de seguir las instrucciones de Jasmine, sus reacciones se ajustaban a su antiguo patrón de afrontamiento: cuando las cosas se ponen difíciles, no aceptes *nunca* la culpa. Para Jasmine el ejemplo más doloroso de ello había sido que Pat se negara a admitir que su hija padecía un trastorno alimentario. Si no lo admitía, no tendría que aceptar su propio papel en la dolencia de Jasmine. Y quizá por eso Jasmine, que siempre había sido una persona sensata e indulgente, no podía aceptar la actitud despótica de Pat en la cocina.

Puede que esas disputas en torno a la comida parezcan superficiales, pero Jasmine las vivía como una profunda injusticia. Al fin y al cabo, Pat había desempeñado un importante papel en la necesidad de Jasmine de controlar su alimentación, y ahí estaba ahora, privándola de ese control. Mientras que Pat nunca había admitido la enfermedad de Jasmine, la vida de Jasmine estaba ahora regida por la de su madre. No era de extrañar que, durante sus discusiones, la enfermedad de Pat se hiciera invisible para su hija. Invariablemente, el punto ciego más vulnerable de un cuidador es siempre una vieja herida familiar.[*]

---

[*] Como ocurre en muchas familias, la necesidad de control del paciente disminuye a medida que avanza la enfermedad, lo que se traduce de forma natural en una disminución de las tensiones. Al igual que otras personas que accedieron amablemente a hablar conmigo, Jasmine compartió una etapa erizada de conflictos y recriminaciones. Con el tiempo, no obstante, surgió una dinámica más cariñosa y amable entre ella y su madre.

4. Chéjov y el intérprete del hemisferio izquierdo del cerebro
Por qué creemos que la persona que conocíamos sigue ahí

En Greenwich Village, en una de las agradables calles que confluyen cerca del parque Jefferson Market Garden, hay un pequeño restaurante italiano. Es el tipo de restaurante que hace un tiempo solía estar más de moda en el Village: íntimo, iluminado con luz tenue, con manteles a cuadros rojos y blancos y velas en botellas de Chianti. A veces, después del trabajo, Elizabeth Horn quedaba allí con su marido, Mitch, para tomar un cóctel y cenar. Cuando llegaba, Elizabeth solía encontrarse a Mitch con un whisky con soda en la mano y bromeando con el camarero. Se besaban y luego ella pedía una Tanqueray con tónica. Antes de ser pareja habían sido amigos, y no paraban de charlar y hacer bromas. Cualquiera que observara su mesa podría muy bien haberles envidiado, sin sospechar para nada que a Elizabeth la aterrorizaban aquellas agradables reuniones y sus consecuencias.

Elizabeth, una mujer alta y elegante que roza los sesenta, habla de aquellas veladas en tono sereno y confiado, lo que hace que su historia resulte aún más extraña. Y todo porque, una vez terminada la cena, Mitch le dirigía invariablemente una mirada recelosa y escéptica y le decía: «Bueno, pues ahora tú a tu casa y yo a la mía». Al oír estas palabras, Elizabeth asentía dócilmente, se metía en el baño, se quitaba los tacones, se calzaba un par de deportivas y salía a toda prisa. Cruzaba la calle, aguardaba a que apareciera Mitch —asegurándose de que fuera en la dirección correcta— y luego se apresuraba a llegar a casa antes que él para esperarlo allí.

Siempre le había llamado la atención lo normal que parecía Mitch cuando lo veía pasear despreocupadamente con su chaqueta de sport y su camiseta de los Rolling Stones, con un aspecto muy similar al del hombre del que se había enamorado. Ella, en cambio, apenas se reconocía en la mujer nerviosa y agotada que se escondía detrás de las farolas siguiendo a un hombre que parecía estar tan en paz con el mundo. Al final, apretando el paso, conseguía llegar a su apartamento unos minutos antes que él.

Al entrar en casa, Mitch siempre le dedicaba el mismo saludo jovial: «Hola, cariño, ¿cómo estás?». Ya había olvidado su cita de hacía un rato.

—Esto parece salido de *La dimensión desconocida* —le dije a Elizabeth la primera vez que me contó la historia.

Ella dio un suspiro.

—Pues la cosa empeora, créeme. Era espantoso, surrealista, y yo sabía que al día siguiente tendría que volver a repetirlo todo de nuevo. Cada día temía que llegara la noche y cada noche era una auténtica pesadilla.

La pesadilla empezaba oficialmente cuando Mitch se había arrellanado en casa. De repente, levantaba los ojos de su revista, o del televisor, se quedaba mirando fijamente a Elizabeth y le pedía que se marchara. Al principio, con aire tranquilo, le ordenaba que saliera de su casa. Cuando ella trataba de convencerlo de que aquella casa también era *suya*, él se mofaba. ¿Cómo podía serlo si era él quien vivía allí? Aunque intuía que se conocían, había olvidado que estaban casados. Además, se sentía amenazado por su presencia.

Al principio, cuando Mitch empezó a comportarse así, Elizabeth hizo todo lo posible por defender su causa. Le señalaba objetos del apartamento y le recordaba su procedencia.

—Mira —le decía—. La foto de nuestra boda, ¿ves?

Mitch respondía sin inmutarse:

—¿Ah, sí? La habrás puesto tú ahí.

—¿Y esto? —insistía ella, agitando impresos y cartas que iban dirigidos a ambos.

—Bueno, puede que en el pasado hayamos estado casados, pero ahora no. Lo siento, pero tienes que irte.

Adoptando un tono sosegado, Elizabeth intentaba ganar tiempo haciéndole razonar:

—Pero, mira, puedo decirte todo lo que hay en el armario o en cualquier otro sitio de la casa. Llevamos quince años viviendo aquí, tú y yo, ¿recuerdas?

—¿Así que has estado husmeando en mi apartamento? Vale, deja de tocar mis cosas y vete antes de que llame a la policía.

En las primeras fases de la enfermedad Elizabeth se había negado a dar su brazo a torcer. Iba de habitación en habitación esgrimiendo diversos cachivaches, como una lámpara que habían encontrado en Cape Cod y que él insistió en comprar porque era elegante y ridícula a la vez: «Un poco de ti y un poco de mí», bromeó cuando la trajeron a casa.

Pero nada de lo que ella dijera surtía efecto alguno. Mitch le pedía que dejara de inventarse historias y luego le exigía que no llevara más cosas suyas a *su* apartamento.

Cuanto más desesperada parecía Elizabeth, más se enfadaba su marido, como si fuera él quien estuviera consintiendo los delirios de otra persona. Algunas noches, Mitch montaba en cólera, la agarraba por el cuello como a un gato callejero y la empujaba fuera del piso. Y ella se quedaba toda la noche sentada en el rellano.

Aun así, Mitch era impredecible: había noches en las que parecía perfectamente normal y otras veces la dejaba quedarse con gesto magnánimo. Pero sus episodios se fueron haciendo más frecuentes y su obstinación más extrema, y pronto el exilio de Elizabeth en el rellano se convirtió casi en una rutina nocturna. Se acostumbró a llevar una llave de reserva en el bolsillo, y entraba cuando creía que Mitch ya se había dormido.

Después de contarme todo esto, Elizabeth añadió:

—Desearía no habernos hecho pasar por esto.

—Pero ¿tú qué culpa tienes? —le pregunté.

—Bueno, podría haber dejado de suplicarle y de discutir con él mucho antes. Nos habríamos ahorrado un montón de disgustos. Tardé demasiado en aprender la lección.

—Lo dudo —repuse yo, consciente de que muchas personas nunca llegan a tomar tal distancia.

Pero Elizabeth negó con la cabeza.

—Es lo que más lamento.

Le pregunté por qué había caído en la trampa de discutir con Mitch si sabía que no podía ganar.

Ella soltó una risita.

—El caso es que él tenía una respuesta para todo. Daba igual lo que yo dijera o pudiera demostrar: él siempre tenía una explicación. Y yo no podía dejarlo correr.

Al ver mi expresión comprensiva, añadió:

—La gente siempre pregunta por el paciente. «¿Cómo está Mitch? ¿Cómo le va?». Pues te diré algo: el paciente está bien; es el cuidador el que pierde la chaveta.

Cuando los pacientes tienen una respuesta para todo, los cuidadores se ven atrapados en un bucle. Resulta sorprendentemente difícil no dejarse llevar por las respuestas de un paciente. Por disparatadas que sean, el mero hecho de que pueda formularlas nos induce a pensar que todavía seguimos tratando con una mente funcional. En realidad, la parte de la mente que ayuda a los enfermos a generar un flujo constante de respuestas permanece intacta. Mitch se apoyaba justamente en esa parte, que el neurocientífico Michael Gazzaniga denomina el «intérprete» del hemisferio izquierdo del cerebro.[1] El intérprete es un proceso inconsciente responsable de esconder las incoherencias y la confusión bajo la alfombra. Cuando las cosas no cuadran, cuando se frustran nuestras expectativas, cuando nuestro entorno nos sorprende, el intérprete del hemisferio izquierdo del cerebro brinda explicaciones que nos ayudan a dar sentido a las cosas.

Aunque en nuestra vida cotidiana nos basamos en los hechos y en la lógica, cuando no se ajustan a nuestras expectativas tendemos a maquillarlos. Ya lo hemos visto en el sistema visual. Cuando nuestro «intérprete visual» sucumbe a ilusiones ópticas o contrarresta los errores de visión, lo hace de acuerdo con ciertas ideas preconcebidas. De manera similar, el intérprete del hemisferio izquierdo rellena los puntos ciegos, las ambigüedades y lagunas cognitivas.

Pero, por muy útil que resulte el intérprete, también puede fallar si se ve «secuestrado» por una información errónea.[2] La información errónea puede tener diferentes orígenes, tanto internos como externos. Por ejemplo, existe una extraña enfermedad, en apariencia similar al caso de Mitch, que se conoce como síndrome de Capgras. El síndrome de Capgras es un trastorno psiquiátrico que lleva a creer a quienes lo sufren que sus seres queridos son impostores o han sido reemplazados por dobles idénticos.[3] Los pacientes de Capgras se enfurecen con las personas que conocen bien porque de repente les parecen extraños malintencionados. Puede que Mitch no creyera que Elizabeth fuera una doble idéntica, pero sí que era una impostora que fingía ser su esposa.

En los pacientes afectados por el síndrome de Capgras, las partes del cerebro responsables de identificar a los demás entran en conflicto. Cuando una persona sana ve a su madre, el reconocimiento de «mamá» se percibe como un proceso único, pero en realidad es el producto del trabajo conjunto de varias áreas o «subcomités» del cerebro para crear la imagen de «mamá». Nosotros no estamos al corriente de esas actividades inconscientes; solo percibimos un conglomerado neuronal unificado que interpretamos como la persona a la que llamamos «mamá». En los pacientes con síndrome de Capgras, en cambio, el sistema visual confirma que alguien *parece* mamá, mientras que el sistema emocional discrepa porque no *percibe* a esa persona como mamá.[4] Para dar sentido a esos mensajes contradictorios, el intérprete del hemisferio izquierdo del cerebro —«secuestrado» por una información errónea— interviene creando un relato coherente: por ejemplo, que esa persona debe de ser una impostora. Y como no somos conscientes de esos mensajes contradictorios, nos quedamos solo con las respuestas del intérprete.

De manera similar, los pacientes que se sienten ansiosos o asustados por su pérdida de memoria o su estado de confusión inventarán explicaciones para su desorientación. Culparán a la auxiliar por haberles perdido un bolso o insistirán en que la gente conspira contra ellos. Cuando sienten una discordancia interna, su mente inconsciente busca un origen externo, y ese origen es el que da forma a su paranoia. Así, cuando Mitch debía enfrentarse a las evidencias de que Elizabeth era su esposa, y que contradecían su impresión de que era otra persona, su intérprete del hemisferio izquierdo encontraba explicaciones para esas evidencias; por ejemplo, que alguien las había puesto en su apartamento.

Esa es en parte la razón por la que tantos pacientes son expertos en encontrar respuestas y racionalizaciones rápidas (aunque erróneas) para explicar sus distorsionados puntos de vista. Puede que las señales confusas revelen una patología, pero la tendencia de la mente a crear relatos creíbles es simplemente una característica humana.

En un estudio realizado en 1962 que seguramente hoy se consideraría poco ético, Stanley Schachter y Jerry Singer administraron epinefrina a sus sujetos.[5] La epinefrina, una hormona sintética que estrecha los vasos sanguíneos, puede producir ansiedad, temblores y sudoración. A continuación, se informó a algunos de los sujetos de que se les había administrado una vitamina que no tenía efectos secundarios, mientras que al resto se le explicó que la píldora podía producir taquicardia, temblores y rubor. Los que conocían los posibles efectos secundarios atribuyeron de inmediato su malestar al fármaco; los que los ignoraban experimentaron asimismo un estado de agitación, pero culparon al entorno, llegando a pensar incluso que los responsables eran los otros sujetos.

Al parecer, tenemos tendencia a encontrar razones para explicar lo que nos perturba antes que permanecer a ciegas. Esta necesidad de determinar las causas y efectos es otra de las funciones del intérprete del hemisferio izquierdo, y se manifiesta de múltiples formas. Por ejemplo, atribuimos razones a nuestros sentimientos a pesar de que a menudo desconocemos su verdadera causa. Tergiversamos los hechos, defendemos ideas erróneas y optamos por creer cualquier cosa que dé sentido a lo que está sucediendo a nuestro alrededor.

Por desgracia, los cuidadores como Elizabeth deben enfrentarse a personas que están a la vez lúcidas y confusas, que se ven mermadas en sus capacidades pero se muestran extrañamente hábiles, que siguen siendo ellas mismas y, sin embargo, no lo son. Y, en gran parte como sus pacientes, esos cuidadores no aceptan de buen grado dicha confusión. Al fin y al cabo, también la mente sana aborrece las incoherencias, las contradicciones y la ambigüedad, que, obviamente, es justo lo que le arrojan a la cara las demencias. En la práctica, pues, paciente y cuidador se enzarzan en una batalla entre sus respectivos intérpretes del hemisferio izquierdo del cerebro, cada uno de ellos resuelto a defenderse del caos que representa el otro.

Lógicamente, el coste para el cuidador puede ser importante, sobre todo en las primeras fases de la demencia, cuando los pacientes disponen de sorprendentes recursos cognitivos a los que acudir. Durante una de sus «batallas» nocturnas, Mitch cumplió su amenaza de llamar a la policía. Llamó a emergencias y dijo que había una extraña en su apartamento. Elizabeth, mientras tanto, cogió el otro teléfono y susurró con insistencia que su marido tenía demencia y que no había necesidad de hacer perder el tiempo a la policía. Aun así, veinte minutos después llegaron dos agentes, que se encontraron con un Mitch furibundo y una Elizabeth sollozante. En ese momento ocurrió algo del todo inesperado.

—Mitch volvió a ser Mitch —me contó Elizabeth.

—¿Cómo es eso? —le pregunté.

—De repente se acordó de mí y, como si no pasara nada, ofreció una cerveza a los policías. Incluso les preguntó si podían quedarse un rato. Por supuesto, dijeron que tenían que irse.

—¿Así que no hicieron nada?

—Bueno, le dijeron que yo era su mujer, que se tranquilizara y eso.

—¿Y qué hizo Mitch?

—Solo dijo: «No hay problema. Me alegro de que hayan venido». Y, cuando se fueron, estuvo bien. Incluso me preguntó si quería salir a cenar, aunque habíamos comido hacía dos horas.

Cuando la policía se marchó, Elizabeth comprendió

que la estimulación social le recordaba a Mitch quién era ella. La interacción humana había barrido la agitación de su cuerpo y el caos de su mente, dejando así al intérprete del hemisferio izquierdo sin amenazas que interpretar. Y como Mitch parecía conocerla cuando estaban con otras personas, al principio sus amigos eran incapaces de hacerse una idea de lo que estaba pasando Elizabeth; lo cual, a su vez, la llevaba a preocuparse por la posibilidad de que la gente creyera que estaba exagerando la demencia de su marido, puesto que parecía tan normal cuando estaba en compañía.

En una de nuestras primeras reuniones, Elizabeth recordó un enfrentamiento especialmente angustioso. En lugar de echarla de casa, de repente Mitch se relajó y encendió el televisor. Tras cambiar repetidas veces de canal, al final se detuvo en los créditos iniciales de *Doctor Zhivago*, y, al oír los acordes del «Tema de Lara», le cogió la mano.

—¡Imagínate! —me dijo—. ¡Cogidos de la mano!

Me los imaginé juntos, sentados en un sofá, mientras la música romántica llenaba el ambiente; una escena que me habría parecido conmovedora de no haber sabido el efecto que esos momentos producían en ella.

—Era como una mujer maltratada —me dijo—. Siempre con los nervios de punta. Nunca sabía qué lado de él iba a aflorar.

Era la persistencia del Mitch dulce lo que la desconcertaba. Porque junto al hombre que no la reconocía estaba el hombre que podía acariciarle el pelo y preguntarle cómo lo soportaba. Junto al hombre que la echaba al rellano estaba el hombre que había grabado un vídeo para su aniversario en el que le confesaba lo perdido que se sentiría sin ella. Si ese Mitch no existiera —si Elizabeth solo hubiera tenido que lidiar con el Mitch delirante—, su intérprete del hemisferio izquierdo habría tenido menos problemas que afrontar. En lugar de ello, su cerebro se veía acosado por la incoherencia y la incertidumbre.

Cuando pensamos en el alzhéimer solemos imaginar que es una enfermedad que borra literalmente el yo. Pero lo que ocurre en la mayoría de los casos es que ese yo se fragmenta en diferentes yoes, algunos de los cuales reconocemos y otros no. Al igual que ocurre con la memoria, el yo no es —en palabras de la filósofa Patricia Churchland— «una cuestión de todo o nada».[6] Antes al contrario, nuestro concepto de nosotros mismos está distribuido por todo el cerebro, lo que hace que el alzhéimer resulte más complejo de lo que generalmente se cree. Si el yo, en cierto sentido, está *ya* fragmentado, su erosión gradual puede pasar desapercibida tras los habituales altibajos de una personalidad que nos resulta familiar. Los casos, por supuesto, varían. Con mucha frecuencia, el alzhéimer no se deshace del yo, sino que más bien pone en primer plano algunas de sus partes.

Los filósofos siempre han discrepado en torno a qué es lo que hace al yo coherente a lo largo del tiempo, y la mayoría han considerado este asunto con cierto grado de distanciamiento. Los cuidadores no pueden permitirse ese lujo: la cuestión de la identidad de sus seres queridos les afecta a nivel existencial. ¿A quién cogen de la mano? ¿Qué hace, por ejemplo, que Mitch siga siendo Mitch cuando pasa de ser amable a mezquino, de reconocer a su mujer a percibirla como una intrusa? El tema de la identidad en las demencias también plantea un problema ético. ¿Deberíamos, por ejemplo, aprobar un procedimiento médico que un paciente no habría aceptado en el pasado, pero que ahora es incapaz de comprender o sobre el que ya no puede tomar una decisión?

Hace unas décadas, el filósofo británico Derek Parfit ideó un experimento mental que proponía el reemplazo gradual de las células de una persona por las de otra. ¿En qué momento —se preguntaba— termina un yo y empieza el otro? Cuando tomamos verdadera conciencia de la naturaleza cambiante y amorfa del yo, vemos que no hay ningún «algo» o esencia mágica que defina claramente a una persona. Para un filósofo como Parfit, la cuestión no sería en qué momento Mitch deja de ser Mitch, porque de entrada nunca ha habido un Mitch «real». Puede que a los filósofos les preocupe la verdad, lo que en buena lógica puede y no puede constituir la identidad, pero nuestra mente tiene prioridades más urgentes, tales como mantener su conexión con otras personas.

Para Elizabeth, Mitch seguía siendo Mitch. La identidad de un ser querido no es algo que se evapore cuando se produce un cambio. Una de las razones de ello puede ser nuestra creencia inconsciente en lo que el psicólogo Paul Bloom denomina el «yo esencial».[7] En las primeras etapas de nuestro desarrollo atribuimos a otros un «yo profundo» permanente.[8] Y aunque al crecer nuestra concepción de los demás deviene más compleja, persiste nuestra creencia en un yo «verdadero» o «real».[*]

* Cuando hablo de intuiciones en torno al «verdadero yo» no estoy dando a entender que pensar tal cosa sea un error. Solo señalo que ese tipo de intuiciones a menudo influyen en nuestra forma de ver a las personas con demencia y de relacionarnos con ellas.

Cuando un grupo de filósofos experimentales interesados en cómo definimos el yo pidieron a los participantes en un estudio que evaluaran qué ocurría si un hipotético trasplante de cerebro afectaba a las capacidades físicas, las habilidades, la inteligencia, la personalidad y la memoria de un sujeto, la mayoría de los entrevistados dijeron que seguían considerando que el «verdadero yo» del sujeto permanecía intacto.[9] Solo en aquellos casos en los que el sujeto empezaba a actuar de forma moralmente atípica —robando, asesinando, descargándose pornografía infantil o exhibiendo otros comportamientos detestables—, los participantes concluían que el «verdadero yo» se había visto radicalmente alterado.

Bloom explica que lo percibimos así porque resulta más probable que asociemos las cualidades «buenas» de los demás a su verdadero yo; obviamente, entendiendo «buenas» en función de nuestros propios valores. En ese sentido, el «verdadero» yo del otro es una extensión de aquello que nos es más preciado.[10] De ese modo, si equiparamos intuitivamente el yo esencial al yo moral, los problemas cognitivos asociados a la demencia podrían parecernos secundarios. Y, en consecuencia, podríamos juzgar que un determinado cambio de personalidad no es lo «bastante profundo» como para redefinir a un cónyuge o a un progenitor. La razón de que Elizabeth siguiera discutiendo con Mitch es que ella apelaba al Mitch «real», al Mitch «bueno»; el que «todavía sigue ahí»; el que en otro tiempo habría acudido en su ayuda.

Para los cuidadores, el concepto de un «yo real» puede ser un arma de doble filo. Si por un lado nos alienta a discutir con nuestros seres queridos afectados por la enfermedad con la esperanza de abrirnos paso hasta su «yo real», puede ser causa de enorme frustración. Si por otro empezamos por dudar de la existencia de un yo esencial, ¿en qué términos podemos concebir a la persona de la que cuidamos? ¿Quién es entonces aquel o aquella por quien sufrimos y nos sacrificamos?

Ver continuidad en las personas es algo completamente natural, y, real o no, la idea de un yo esencial tiene valiosas implicaciones, incluso de índole práctica. Si no estuviéramos hechos para creer que los demás tienen un yo esencial, no nos costaría nada desligarnos de la familia y los amigos, sobre todo cuando alguien cercano a nosotros sufre un traumatismo craneoencefálico o desarrolla un trastorno mental. Sin embargo, incluso en las últimas fases de una demencia, cuando los pacientes ya no reconocen a sus familiares o ni siquiera se reconocen a sí mismos, quienes cuidan de ellos mantienen la firme creencia de que siguen estando ahí; de que, pese a todo, siguen siendo «mamá» y «papá».

Pero ¿qué ocurre cuando alguien cambia para mejor?

Tuve ocasión de hablar con una mujer que se había casado con un hombre hosco, arisco y mezquino. Perpetuamente insatisfecho, presuponía siempre lo peor de las personas y las trataba de manera acorde con ello. Sin embargo, tras desarrollar una demencia frontotemporal, su humor mejoró. Pasó a mostrarse abiertamente cariñoso en público con su esposa, lo que a ella la complacía y avergonzaba a la vez. Empezó a charlar y a bromear con los mismos conserjes a los que antes ignoraba o criticaba. Su memoria se vio afectada y tuvo que dejar de trabajar, pero también dejó de ser una persona rencorosa, y no tardaba en olvidar lo que le molestaba.

No suelo escuchar este tipo de historias, pero cuando lo hago me alegro por aquellos cuidadores cuyas relaciones, pese a todas las dificultades, se vuelven de algún modo más fáciles. No obstante, me preguntaba qué sentiría aquella mujer cuando paseaba, hablaba o dormía con su marido. ¿Alguna vez tenía la sensación de estar desayunando con un agradable desconocido? Parece más probable que sintiera que desayunaba con su nuevo y afable marido. Nuestra naturaleza esencialista está tan profundamente arraigada que casi resulta absurdo que ella imaginara su situación de otro modo.

El intérprete del hemisferio izquierdo del cerebro descarta las anomalías y las rarezas y crea una continuidad incluso cuando los hechos no la respaldan. Contrariamente a las víctimas del síndrome de Capgras, que ven a una persona conocida pero registran emocionalmente la presencia de un extraño, el resto de nosotros parecemos resueltos a pasar por alto la creciente extrañeza que percibimos respecto a nuestros seres queridos y a seguir viendo un yo esencial en ellos.

Actualmente Mitch está mucho más tranquilo —su confusión ha disminuido al mismo ritmo que lo ha hecho su capacidad cognitiva— y Elizabeth también. Aun así, en nuestra última reunión me contó que en ocasiones su marido todavía se altera. Cierto día en que Mitch estaba pintando un libro para colorear (algo que en el pasado le habría parecido degradante), levantó la vista y le dijo:

—Creo que me pasa algo.

—Bueno, cariño —repuso Elizabeth con ternura—,

tienes una cosa llamada alzhéimer. Pero no pasa nada, yo estoy aquí contigo.

Mitch frunció el ceño.

—No, no es eso. Yo no tengo eso. ¿Por qué lo dices?

Elizabeth se retractó inmediatamente de lo que había dicho.

—Me sentí fatal por haberlo agitado de ese modo —me contó en nuestro encuentro.

—Es difícil resistirse —le dije yo—. Intentabas darle permiso a tu marido para sentirse confuso explicándole el origen de su confusión.

—Sí —repuso ella—, es cierto. Pero me estás atribuyendo más mérito del que merezco. Lo único que quería era que lo *entendiera* para que así lo supiéramos *los dos*. De esa forma podríamos estar juntos en esto.

Asentí con la cabeza. Por un instante, ella creyó haber vislumbrado al antiguo Mitch, al verdadero Mitch, así que se había confiado a él, tal como hacía en el pasado, pensando que la entendería. Pero ese instante duró poco, y ahora ella se recriminaba haber olvidado las lecciones que le había enseñado la enfermedad. Mientras me lo contaba empezaron a humedecérsele los ojos, y pensé que, como hacen tantos cuidadores, iba a reconocer lo duro y solitario que era cuidar de su marido y que una parte de ella estaba deseando que se acabara.

Pero lo que dijo a continuación me pilló por sorpresa.

—¿Sabes?, en cierto modo estoy muy agradecida por esta experiencia. No me malinterpretes: es una enfermedad terrible y no se la desearía a nadie. Pero he aprendido mucho acerca de mí misma. He descubierto mis limitaciones, y supongo que he aprendido que puedo sobrevivir. Tengo más paciencia de la que creía. No lo esperaba, pero he descubierto que todavía hay amor, y que el amor no desaparece. El alzhéimer no puede arrebatármelo. Y por eso estoy agradecida.

Me sentí conmovida, como suele ocurrirme cuando oigo hablar de los aspectos redentores de la prestación de cuidados. Luego me sorprendí a mí misma diciéndole que seguro que había sentido algo muy distinto durante las primeras fases de la enfermedad.

—¡Dios mío, desde luego que sí! —repuso.

Cuando se fue, me pregunté por qué le había recordado aquellos dolorosos días en los que terminaba sentada en el rellano de su apartamento, furiosa y desolada porque Mitch no la reconocía. Y me di cuenta de que obedecía a un equivocado sentimiento de protección hacia ella. Aparentemente, yo seguía centrada en su sufrimiento. Sabiendo todo lo que le había hecho pasar, no estaba dispuesta a dejar que ahora el alzhéimer se fuera de rositas. Aquella enfermedad no merecía ni su tolerancia ni su gratitud. En cierto modo, estaba intentando cuadrar mi propia percepción de quién era ella. Al fin y al cabo, la mujer serena que acababa de salir de mi despacho ya no era la mujer que se había visto sido desterrada de su propio hogar.

Según Kahneman, de hecho, habría dos Elizabeths distintas: la persona que en un momento dado experimentó un suceso y la persona que lo recuerda; y cada una de ellas mide el dolor de forma distinta. El «yo experiencial» es claramente transitorio.[11] El «yo recordador» persiste; sigue modulando la experiencia (en modo «intérprete del hemisferio izquierdo»), construyendo un relato más ordenado y coherente. El yo recordador de Elizabeth «maquillaba» ahora sus primeros días como cuidadora y el comportamiento beligerante de Mitch. Y eso le permitía dar a aquellos acontecimientos un sentido que no estaba al alcance de su yo experiencial.

Los dos yoes de Kahneman pueden hacer que entrevistar a cuidadores resulte un asunto complejo. Es posible que las personas que se dedican activamente a la prestación de cuidados no tengan ni tiempo ni ganas de hablar conmigo, mientras que quienes ya han dejado atrás esa tarea suelen tener dificultades para recordar los detalles concretos de los dolorosos acontecimientos que vivieron en su día. Cuando estos cuidadores veteranos se sientan a hablar, parecen más inclinados a impartir las importantes lecciones que han aprendido que a recordar lo que realmente ocurrió y cómo les hizo sentirse. No es que oculten hechos deliberadamente; es solo que, una vez se ha calmado la agitación emocional, es el yo recordador el que toma el control, hilvanando sus lecciones redentoras en un relato más lineal y comprensible.

Cuando volví a casa después de mi última sesión con Elizabeth, seguí dándole vueltas a mi preocupación por la Elizabeth experiencial del principio en detrimento de la mujer resiliente en la que se había convertido ahora. Y se me ocurrió pensar que mi reticencia a ese nuevo sentimiento de satisfacción de Elizabeth era la misma que me provocaba el desenlace de una de mis obras favoritas, *Tío Vania*, de Chéjov.[12] En la última escena, Sonia y Vania sufren debido a los remordimientos y al amor no correspondido. A estas alturas el tío Vania ya ha comprendido que su mentor, el profesor Serebriakov, al que ha servido fielmente durante tantos años, es solo un charlatán indigno de su afecto y su lealtad.

Mientras el canto de los grillos inunda la atmósfera,

Vania y Sonia vuelven al trabajo, refugiándose en las menudencias que han definido y mermado sus vidas. Al cabo de un momento, Vania levanta la vista de los papeles de Serebriakov y admite que se siente abatido. Pero en lugar de terminar la obra con una discreta nota de resignación, Chéjov hace pronunciar a Sonia un discurso histéricamente optimista: «¡La alegría vendrá a nosotros y, con una sonrisa, volviendo con emoción la vista a nuestras desdichas presentes... descansaremos!... ¡Tengo fe, tío!... ¡Creo apasionadamente! ¡Ardientemente!...».

Este arrebato siempre me pareció falso. A los personajes de Chéjov no les faltan buenas razones para sufrir. Siendo así, ¿por qué inyectar una esperanza injustificada en el desenlace?

Pensé entonces que Chéjov simplemente comprendía que por mucho que seamos capaces de soportar el desamor más doloroso o la decepción más terrible no podemos vivir con la idea de que esas experiencias no tienen sentido. Sonia, de hecho, es como tantos cuidadores que recuerdan sus luchas pasadas con un «sentimiento de ternura», curándose a sí mismos al reconfigurar la que fue una experiencia dolorosa. Cuando Elizabeth reflexionaba sobre las turbulencias que había soportado, sentía que estas no habían hecho sino reforzar su amor por Mitch.

Puede que la demencia comporte caos, dolor y pérdida, pero la mente no carece de defensas. Sigue hilvanando un relato con sentido, incluso a partir de acontecimientos que amenazan con deteriorar partes esenciales de nuestros seres queridos y de nosotros mismos.

5. El insistente y pertinaz director general
Por qué creemos que los pacientes de
alzhéimer siguen siendo conscientes
de sí mismos

Durante su infancia en el barrio de Red Hook, en Brooklyn, a Lani Falco le aterrorizaba volver a casa. Prefería la actividad de la calle: los muelles, donde hombres vestidos con ropa de trabajo iban y venían de un lado a otro; los porches de las casas adosadas, donde chismorreaban y fumaban mujeres vocingleras con rulos en el pelo; las esquinas, donde había grupos de hombres hablando y gesticulando que, sin embargo, callaban cuando ella se acercaba. Aunque nunca sucedía gran cosa, al menos tenía la sensación de que *podía* ocurrir algo. Pero en las cuatro habitaciones del edificio de viviendas sociales que compartía con su madre, sus dos hermanas pequeñas y su hermano autista solo le esperaba el ruido. Su madre, Tina, siempre nerviosa y aturullada, no hacía sino amplificar el estruendo del que Lani deseaba escapar desesperadamente.

A los dieciocho años hizo justo eso. Encontró trabajo de camarera en un local situado cerca de los juzgados de Brooklyn. No era un bar de *yuppies*, sino un garito de barrio donde charlaba y bromeaba con granujas y fulleros, además de abogados, jueces y periodistas de postín.

Para Lani, el bar era un lugar mágico donde la moneda de cambio no era el dinero ni el poder, sino las historias. Todas las noches veía entrar a la gente, saboreando de antemano la representación que estaba a punto de iniciarse. Rara vez se sentía decepcionada. Mientras atendía la barra recibía noticias del mundo; pero las que le llegaban de Red Hook siempre eran las mismas.

Conocí a Lani en el otoño de 2016. Aunque habíamos hablado varias veces por teléfono, me sorprendió su cabello largo, ondulado y rojizo, al igual que su vaporoso vestido *vintage* y sus botas vaqueras. Nos encontramos en la pastelería del barrio y, tal como me había prometido, llevaba una flor en el pelo. Cuando la vi y me acerqué a ella se levantó de un salto, me dio un fuerte abrazo e insistió en que probara sus biscotes. No tardé más de sesenta segundos en darme cuenta de que era una agradable mezcla de cordialidad y franqueza. Rápida, inteligente y autodidacta, Lani echaba mano de un libro cada vez que tenía un rato libre; cualquier libro, siempre que fuera serio: ciencias sociales, historia, biografía y, sobre todo, filosofía.

Los domingos, Lani iba a ver a su madre. Tina había desarrollado alzhéimer dos años antes y, pese a sus objeciones, su hija se las había arreglado para contratar a una auxiliar a tiempo completo, una jamaicana muy competente llamada Amoy. A ratos Tina se irritaba con Amoy, a ratos confiaba en ella y a ratos se olvidaba de su existencia. Conforme avanzaba la enfermedad, la terquedad de Tina iba en aumento, de manera que a Lani no le entusiasmaba ir a verla. Aun así, todos los domingos volvía a Red Hook.

Cuando a su madre le diagnosticaron alzhéimer, Lani

empezó a investigar sobre la enfermedad. Leyó todo lo que pudo, incluida una buena dosis de bibliografía médica. De modo que, cuando se peleaba con Tina, era consciente de que no se metía «con alguien de mi tamaño».

—Lo que debes saber de mi madre —me dijo aquel día en la pastelería— es que siempre elige el camino más tonto, el más difícil, el más disparatado; luego defiende esa elección hasta el final y sufre las consecuencias.

Era la trayectoria de ese camino lo que al mismo tiempo entristecía y frustraba a Lani. Tina se había criado en la época de la Depresión, y a los diez años había perdido a su madre y se había visto obligada a cuidar de sus hermanos, mientras su padre, que era albañil, tenía que andar gorroneando para llevar comida a la mesa. La vida era difícil, y a sus hermanos les irritaba que ella les hiciera de madre. No mucho después de terminar de criarlos Tina tuvo sus propios hijos.

El padre de Lani había sido un hombre decente, religioso y falto de imaginación. Leía la Biblia, no le gustaba mucho relacionarse y trabajaba largas jornadas. Había sido administrador en los muelles, donde gestionaba conocimientos de embarque y transferencias de carga. Al crecer, Lani percibió que la pasión que había llevado a sus padres a casarse se había disipado hacía tiempo. Cuando tenía dieciséis años, su padre sufrió una apoplejía hemorrágica y murió a los pocos días. Y Tina, que siempre había sufrido de ansiedad, tuvo que centrarse en llegar a fin de mes.

Ya de niña, a Lani le inquietaba que su madre se negara a reconocer la realidad. Tina rechazaba cualquier tipo de ayuda, apenas dormía y, cuanto más agotada estaba, más responsabilidades asumía; todo ello mientras se negaba a admitir que tuviera un problema. Cuando, más tarde, Lani la instó a acudir a un terapeuta, Tina se mofó de ella. El estrés no hacía más que reforzar su impulso de seguir adelante. Pero el agotamiento la llevaba a tomar malas decisiones, incluso en lo relativo a la atención médica de su hijo autista.

El alzhéimer vino a distorsionarlo todo aún más, y para Tina el diagnóstico se convirtió en otra cosa más que superar a base de tenacidad. Todos los días organizaba y reorganizaba la cocina, cogiendo cosas de un sitio, poniéndolas en otro y olvidando luego lo que había hecho. Y cuando no encontraba algo, le echaba la culpa a Amoy. A veces, convencida de que su hijo, Bobby —que aún vivía con ella—, quería un sándwich de queso y tomate a la plancha, empezaba a prepararlo, pero luego olvidaba lo que estaba haciendo y volvía a empezar. Al llegar a casa, Lani podía encontrarse a su madre agotada y confusa, con diez o doce sándwiches a medio hacer esparcidos por la cocina.

Lógicamente, Lani le suplicaba a su madre que parara y se relajara, pero Tina era incapaz de hacerlo. Su habitual tendencia a controlar el caos se fue convirtiendo en frenesí a medida que empeoraba su alzhéimer. Lani me explicó que su madre era una mujer que necesitaba tener un control absoluto de todo, pero que ahora se veía constantemente forzada a recordar que lo había perdido; una mujer que siempre había necesitado tener razón y que de repente se enfrentaba a una enfermedad que la hacía sentirse un desastre.

Compadecerse de su madre, sin embargo, no ayudaba nada a Lani a lidiar con los síntomas de la enfermedad. Tina era propensa a deshidratarse y debía beber cuatro o cinco vasos de agua al día, pero cuando Amoy intentaba darle un vaso, Tina lo rechazaba con un gesto de la mano. Se negaba a hacer casi todo lo que Amoy le proponía, porque eso habría implicado ceder o perder el control. Debido a ello, era frecuente que en plena noche Lani recibiera desesperadas llamadas telefónicas de Amoy desde el servicio de urgencias después de que Tina hubiera sido ingresada por deshidratación otra vez.

Hablar con Tina de todo eso no servía de nada. Se limitaba a poner cara de ofendida, como si fuera víctima de una gran injusticia. Cuando su hija le pedía que cambiara de actitud y escuchara a Amoy, Tina asentía con la cabeza, pero se negaba a comprometerse. La pasividad con la que siempre se había topado Lani seguía ahí tras el diagnóstico de alzhéimer: cualquier reproche que Lani le formulara, cualquier opinión que le expresara, cualquier ayuda que pudiera ofrecerle, chocaban siempre con la misma indiferencia.

Si por ejemplo Lani le decía, como hacía a veces: «Como no me haces caso pierdo dinero. Me paso el día aquí en lugar de estar trabajando», su madre se limitaba a mascullar, mirando al vacío y hablando de ella en tercera persona: «Si tuviera un trabajo normal de oficina le iría mucho mejor. Pero no, prefirió hacer carrera sirviendo copas».

Normalmente Lani ignoraba ese tipo de comentarios, pero un día perdió los nervios:

—¡Maldita sea, mamá!, ¿y eso qué demonios tiene que ver?

A lo que su madre respondió con voz calmada:

—Vale, Lani. Tú lo sabes todo, lo has sabido siempre.

Mientras me lo contaba, Lani se echó a reír. Tina había logrado desviar una crítica dirigida a ella para redirigirla hacia su hija. Y había funcionado. En lugar de intimidar a su madre, lo único que había conseguido era sentirse intimidada ella misma: aunque en el pasado las críticas de Tina no le afectaban, ahora le tocaban una fibra sensible.

Cinco años antes, Lani había montando un negocio de restauración de muebles antiguos, pero justo cuando su nueva carrera empezaba a despegar, a Tina le diagnosticaron alzhéimer y pronto requirió toda la atención y la energía que su hija debería haber dedicado a la tienda. Cuidar de Tina, interceder entre ella y Amoy, y esperar llena de inquietud que en cualquier momento sonara el teléfono dejaba completamente exhausta a Lani.

Cada nueva discusión, cada nuevo viaje imprevisto a casa, cada nueva visita angustiada a urgencias le hacían sentir que su vida, y su mente, se le escapaban. Tenía la creciente sensación de que estaba desarrollando de forma refleja los mismos problemas cognitivos de su madre: sus olvidos, su incapacidad para concentrarse, su falta de criterio.

—Soy una persona egoísta —me aseguró Lani en nuestro segundo encuentro.

Había venido a mi despacho una tarde a última hora, y traía una hogaza de pan que había horneado ella misma. Después de cortarnos unas rebanadas, añadió:

—No quiero ser una mártir. Si dejo que tome el control de mi vida no me lo perdonaré nunca.

Yo asentí con la cabeza, pero intuí que lo que en el

fondo quería decir era que no deseaba convertirse en su madre, ni en la Tina del presente ni en la de su infancia, una mujer tan apesadumbrada por la carga de ser esposa y madre que había perdido la curiosidad, la energía, la fuerza vital para involucrarse en el mundo. Y ahora ese temor llevaba a Lani a arremeter contra ella de vez en cuando. Últimamente había empezado a buscar pelea con Tina, provocándola incluso cuando su madre dormía la siesta o no hacía nada, momentos tranquilos de los que antes Lani solía disfrutar.

—¿Por qué crees que lo haces? —le pregunté.

—Soy como un perro con un hueso —repuso. Luego se tomó un momento para reflexionar—. No sé, a lo mejor es una forma de intentar distanciarme de la vida de mamá.

A estas alturas ya no me sorprendía que Lani pensara así.

—Déjame que te cuente lo que hice el otro día —prosiguió—. La desperté de golpe y le dije por enésima vez que tenía que hacer caso a Amoy, que yo no quería que pusiera en peligro su salud. Ella me respondió que los médicos le habían dicho que estaba bien. Que *eso* sí lo recordaba. Así que le dije que los médicos solo habían querido ser amables con ella, que querían hacerla sentir bien. Luego añadí en tono de broma: «Por suerte me tienes a mí». Ella soltó una risita, ya sabes. Lo tenía que haber dejado ahí, pero, por supuesto, seguí pinchándola. Le dije: «¿Recuerdas *qué más* te dijeron? Te dijeron que corres peligro de deshidratarte, lo que significa que tienes que beber agua cuando Amoy te la da. Tienes que hacerle caso».

Hizo una pausa, como si recordara.

—¿Y luego que ocurrió? —le pregunté.

—Bueno, lo de siempre. Cuando se ve acorralada y se da cuenta de que se le han acabado las excusas, se hace la víctima y empieza a lloriquear. «Tú no entiendes cómo es esto», me dice. Y yo le respondo algo así como «Lo que entiendo es que necesitas ayuda», lo cual la hace enfadar, y entonces me replica con su habitual tono de superioridad que soy yo quien no entiende, que no entiendo nada, que solo voy por ahí diciéndole a la gente lo que tiene que hacer.

Sentí que su frustración iba en aumento.

—De todos modos, esta vez no pude aguantarlo más —continuó—. Ya era suficiente. Así que le planté cara y le dije: «¡No, la que no lo entiende eres *tú*! ¡Tienes demencia! Quieres que todo el mundo sufra porque eres incapaz de aceptar que tienes un problema. ¿Recuerdas cuántas veces hemos ido a urgencias solo porque no has querido hacer caso?». ¿Y qué contesta mi madre? Mira a otro lado y repite lo de siempre: «Sí, sí. Tú lo sabes todo, lo has sabido siempre».

A un extraño, esta conversación podría parecerle cruel. ¿Por qué enfrentar a Tina con su propia impotencia? Sin embargo, es habitual que los cuidadores frustrados refuten las ilusiones de independencia de los pacientes, no solo porque en ese momento están enfadados, sino también porque una parte de ellos cree que el paciente sigue llevando las riendas de sí mismo. Al exigir a Tina que cediera el control, Lani partía de la ilusión de que su madre era lo bastante consciente para saber lo que le ocurría. Ese es un supuesto que nos inculca nuestra propia conciencia.

Puede que la conciencia sea el premio gordo de la evolución, algo que nos permite adaptarnos y cambiar a medida que cambia nuestro entorno, pero también es perfectamente capaz de engañarse a sí misma. Como explica Michael Gazzaniga en su libro *¿Quién manda aquí? El libre albedrío y la ciencia del cerebro*, en los seres humanos la conciencia va acompañada de la intuición de que tenemos voluntad y libre albedrío.[1] Y esa intuición se ve constantemente reforzada por el relato que inventa la propia conciencia, un relato en el que ella es responsable de todos nuestros actos. Esa es la razón por la que las personas que han perdido el control pueden seguir actuando como si aún lo tuvieran.

El neurocientífico David Eagleman lleva esta apreciación un paso más allá y compara la conciencia con el director general de una gran empresa que cree dirigir el cotarro, pero que en realidad no tiene ni idea de lo que pasa ni de lo que de verdad hace falta para que la empresa vaya sobre ruedas.[2] Al igual que los directores generales que se atribuyen el buen funcionamiento de sus compañías, la conciencia presupone que es la que orquesta nuestros pensamientos y nuestros actos mientras permanece completamente ajena a la enorme aportación inconsciente de lo que Eagleman denomina los diversos «subcomités» del cerebro. Aunque gran parte de nuestras decisiones se derivan del procesamiento automático inconsciente del sistema 1 de Kahneman, es el «director general», o sistema 2, el que insiste en afirmar que lleva las riendas. Eso tiene pleno sentido, habida cuenta de que, de hecho, *debe* parecernos que nuestros actos y pensamientos proceden de un «yo» consciente y responsable.

En 1983, el neurocientífico Benjamin Libet decidió calibrar el papel de la conciencia en el comportamiento.[3]

Para ello, colocó electrodos en la cabeza a una serie de sujetos y les pidió que levantaran un dedo cuando les viniera en gana. Ocurrió algo curioso: el electroencefalograma (EEG) registraba que los sujetos se sentían motivados a levantar el dedo aun antes de ser conscientes de su voluntad de hacerlo. En otras palabras, las subunidades inconscientes del cerebro toman decisiones antes de que seamos realmente conscientes de ellas. Puede que la conciencia crea que está al mando, pero a veces se limita a intentar ponerse desesperadamente a la altura de lo que nuestro sistema inconsciente ha decidido ya.*

La sensación de que controlamos nuestro comportamiento coincide con la intuición general de que la intención precede a la acción. Pero ¿de verdad es así? El psicólogo social Daniel M. Wegner, entre otros, sostiene que la sensación de querer conscientemente que algo ocurra es «el mejor truco de la mente».[4] En un conocido experimento, estos científicos intentaron calibrar hasta qué punto la gente cree que controla su propia conducta.[5] Los sujetos se sentaron frente a una pantalla con las manos extendidas. Se les indicó que, cuando la pantalla se pusiera de color rojo, debían elegir qué mano querían levantar, la derecha o la izquierda, pero que no debían

---

* La medición empírica de la conciencia aún está en sus comienzos, y el debate suscitado por las conclusiones derivadas de tales experimentos apenas ha amainado. Mis referencias a este tipo de experimentos ni afirman ni desmienten el papel de la «conciencia», el «libre albedrío» o el «autocontrol». Y mientras que algunos investigadores creen que la propia conciencia es una mera ilusión, otros (como Libet) discrepan. Mi propósito aquí es revelar cómo la mente tiende a verse a sí misma, antes que hacer afirmaciones definitivas en torno a ella.

levantarla hasta que la pantalla se pusiera de color verde. Después del rojo, la pantalla pasaba primero al amarillo y luego al verde, momento en el que los participantes levantaban la mano que habían elegido previamente.

A continuación los participantes recibieron las mismas instrucciones, pero esta vez cuando aparecía la pantalla amarilla un dispositivo de estimulación magnética transcraneal (EMT) transmitía un impulso magnético a uno de los dos lados de la corteza motora, izquierdo o derecho, lo que a su vez hacía que los sujetos se decantaran por una mano en lugar de la otra. Aun así, los sujetos afirmaban haber elegido qué mano levantar. En otras palabras, la conciencia está tan ávida de control que se siente dueña de decisiones que en realidad no toma.

Esta sobrevaloración del papel de la conciencia no solo afecta a las decisiones más nimias, sino también a otras que tienen consecuencias en la vida real. Por ejemplo, cuando los jueces justifican sus veredictos creen que sus argumentaciones emanan de un razonamiento moral o de análisis jurídicos objetivos; si les explicaran que la sensación de hambre, los prejuicios racistas implícitos, el mal humor o la falibilidad humana en general influyen en sus decisiones, que a menudo derivan en veredictos más conservadores y punitivos, sin duda rebatirían acaloradamente esa imputación.[6]

Puede que la conciencia sea la última en saber por qué actuamos de determinada forma, pero es la primera en atribuirse el mérito. Además, resulta «costosa», en tanto que, como se ha dicho, los procesos conscientes consumen más energía que los inconscientes. Sin embargo, como el director general de una gran empresa, se trata de un coste esencial, puesto que pese a sus fallos la conciencia desempeña un papel crucial en la mediación del conflicto entre nuestros procesos inconscientes.[7] Sin ella no tendríamos flexibilidad cognitiva, ya que no estaría ahí para intervenir cuando las cosas se tuercen.[8]

En un «cerebro sano», el director general puede relajarse y dejar tranquilamente que los procesos inconscientes hagan la mayor parte del trabajo. Pero en un cerebro que empieza a fallar, la analogía del director general de Eagleman adquiere un carácter más angustioso. A pesar de los errores y de la pérdida de memoria, el director general nunca dimite de repente. Sigue asegurando a todo el mundo, especialmente a sí mismo, que continúa al mando. Y, como el típico director general, culpa a los demás de todo lo que va mal.

Para quienes sufren demencia, sus problemas suelen ser culpa de otros. Si una de las funciones de la conciencia es entrar en juego cuando hay una dificultad de percepción o de reconocimiento, el «director general» de un paciente con demencia se ve obligado a intervenir de manera creciente a medida que los subcomités del cerebro devienen cada vez menos capaces. Así, cuando el paciente con demencia mete el hervidor de agua en el microondas o el detergente en el horno, recurre al director general para controlar los daños. Por ejemplo, cuando Tina colocaba los cuchillos en el cajón de forma que las hojas miraban peligrosamente hacia fuera, era porque «así puedo ver lo que tengo y si alguien me ha cogido algo».

Los cuidadores afrontan, pues, un doble problema: aunque saben lo que hace la enfermedad, a menudo creen que sus seres queridos siguen llevando las riendas pese a todas las evidencias que indican lo contrario. Son esas mismas evidencias —los propios síntomas de su dolencia— las que recurren al director general del paciente confuso. Lo que frustraba a Lani no eran los fallos de los «sistemas zombis» de Tina, sino su entrometida directora general, que andaba constantemente rondando, racionalizando y culpando a los demás. Y cuanto más pretendía controlarlo todo y más desviaba la atención de su caos interior, más fácil era que madre e hija calibraran erróneamente el alcance de la enfermedad. Desde luego, tampoco ayudaba en nada que la directora general de Tina imitara su habitual estilo de gestión («Claro, Lani, tú lo sabes todo»). Todo ello facilitaba que Lani siguiera creyendo que su madre aún sabía lo que hacía.

¡Cuánto más sencilla sería la vida si el director general del paciente se retirara a tiempo, reconociendo que ya no puede funcionar de manera eficaz! Si eso ocurriera, la enfermedad quedaría al descubierto. Pero como el director general se oculta tras un comportamiento familiar, el cuidador sucumbe a la ilusión de que el paciente sigue siendo consciente de sí mismo. Y esa ilusión de autoconciencia se ve reforzada además por sus ocasionales momentos de lucidez.

Cuando Tina le dijo a su hija: «Sé que tú eres la única que no me va a dorar la píldora. Dime, ¿me estoy volviendo loca?», a Lani se le partió el corazón al ver tan vulnerable a su madre. De modo que se apresuró a asegurarle a Tina que no estaba loca, que solo tenía «un poquitín de demencia», y que ella, Lani, se ocupaba de todo. Aunque esos momentos de lucidez eran esporádicos, hacían pensar a Lani que en el fondo su madre comprendía su situación y simplemente *optaba*, como siempre había hecho, por negar la realidad y complicar las cosas a todos los que la rodeaban.

Por otra parte, la conciencia no solo es menos omnisciente de lo que se cree, sino que tampoco es unitaria. Como ha mostrado Gazzaniga, el cerebro está integrado por diversas conciencias plurales y localizadas.[9] No hay un único director general, un jefe que lleve la voz cantante (el «director general» de Eagleman es, obviamente, tan solo un recurso alegórico). Si la conciencia fuera una única estructura o función, una lesión grave o una enfermedad neurológica como el alzhéimer podría destruirla.[10] Pero la conciencia es demasiado importante para almacenarse en un solo lugar. En lugar de ello, está distribuida en distintas ubicaciones, lo que le permite contar con sistemas de respaldo que la protegen. Si la conciencia estuviera ubicada en un solo lugar, todas las neuronas del cerebro tendrían que estar sincronizadas, y se requeriría más tiempo —y más energía— para que la información llegara a ese único destino. Un cerebro descentralizado resulta, pues, más seguro y eficiente.

Así pues, la conciencia está salvaguardada incluso cuando somos presa de la demencia. Además, el intérprete del hemisferio izquierdo del cerebro sigue hilvanando tramas singulares que dan sentido al hervidero de las diversas subunidades del cerebro que compiten entre sí. Los pacientes siguen viéndose a sí mismos como un yo unitario, y ese es, por deteriorado que esté, el yo que el paciente presenta al mundo. A Lani, Tina le parecía una persona perfectamente capaz de elegir cuándo admitir su enfermedad y cuándo negarla.

Lani, como cabía esperar en ella, ya conocía el libro de Gazzaniga *¿Quién manda aquí?* Entendía por qué la mente está predispuesta a creer que lleva las riendas, y que a menudo esa sensación es solo una ilusión. Sabía que tendemos a sobrevalorar el «yo» consciente, atribuyéndole una voluntad que no siempre posee. También percibía el hecho de que el hipotético «yo profundo» podía ser una mera invención o, en el mejor de los casos, un tipo de yo mucho más complejo y fragmentado.

Pero, por más que pudiera captar intelectualmente estas ideas, Lani la pensadora era diferente de Lani la hija. Cuando se relacionaba con su madre podía pasar cualquier cosa. Con alzhéimer o sin él, era incapaz de ver a Tina como alguien con la corteza cerebral dañada o con un cuerpo privado de una mente despierta, y reaccionaba ante la personalidad y las acciones de su madre como lo había hecho siempre.

—Todo lo que le digo a la auxiliar que no haga —me explicaba Lani con pesar— lo hago yo. Cuando hablo por teléfono con Amoy, le digo que discutir con mi madre es como discutir con el cáncer. Hablar no sirve de nada. Discutes con una máquina estropeada, no con una mente. «No sacas nada», le digo. Pero luego voy los domingos y hago lo mismo. Me enzarzo en todas esas discusiones y gritos. ¡Dios, qué hipócrita me siento!

Cuando me contó esto, yo le dije lo que suelo decirles a todos los cuidadores:

—Cuando se trata de una demencia, todos somos hipócritas en un momento u otro.

Lani me dedicó una de sus amplias y cálidas sonrisas. Creía que yo intentaba excusar su «mala» conducta. Pero no era eso lo que pretendía, no exactamente. Lo que quería era normalizar su comportamiento.

En su libro *Descartes' Baby*, Paul Bloom revela que los seres humanos estamos dotados de un dualismo innato que nos lleva a tratar la mente y el cuerpo como entidades distintas.[11] Incluso cuando de adultos llegamos a entender cómo funciona el cerebro, la intuición nos dice que hay algún aspecto de la mente —llámese esencia o espíritu— que no puede reducirse a un mecanismo neurológico. Es una postura predeterminada que se da en todas las culturas.[12]*

A los cuidadores se les repite constantemente que consideren que los deseos, exigencias e intenciones del paciente surgen de un cerebro dañado, no de una mente capaz de controlarse. Amigos, familiares y profesionales sanitarios nos lo recuerdan: «No son ellos, es su cerebro. No pueden evitarlo». Sin embargo, en un caso tras otro, en una familia tras otra, los cuidadores como Lani, que son quienes mejor lo saben, siguen reaccionando como si los enfermos aún tuvieran el control.

Pero los cuidadores no son los únicos que cometen ese error. Médicos, científicos, incluso neurocientíficos acérrimos, a menudo resultan ser «dualistas de tomo y lomo».[13] Sin duda, a la gente le resulta fácil decir: «Tu madre no lo hace a propósito; tiene una enfermedad».

---

* El problema mente-cuerpo persiste. Muchos filósofos creen que la mente no es más que el producto de las actividades del cerebro. Otros creen que esta es una postura reduccionista que pasa por alto temas importantes como los *qualia* (esto es, los aspectos subjetivos de nuestra vida mental). En esta cuestión, como en otras, no me pronuncio. Como hago con otras intuiciones y tendencias humanas, me refiero al «dualismo» solo en la medida en la que influye en nuestra visión de las personas con demencia.

Pero si es *su* cónyuge o *su* progenitor quien padece demencia, en ocasiones también pensarán que los comportamientos irritantes del paciente provienen de una mente obstinada, no de un cerebro enfermo. La razón por la que el dualismo persiste es que, en el fondo, la distinción mente-cuerpo no es de índole teórica, sino *biológica*. No podemos deshacernos de esa intuición aunque queramos; forma parte de nuestra propia arquitectura cognitiva.[14]

Mientras Lani me hablaba de la existencia del libre albedrío y de la naturaleza de la conciencia y la identidad, sus palabras brotaban con un tono cada vez más apremiante, como si intentaran seguir el ritmo de sus pensamientos. Lo que a ella le irritaba era su incapacidad para diferenciar entre su madre y la enfermedad, aunque sabía —y a ciencia cierta— que el cerebro de Tina estaba dañado.

—No sé dónde poner el límite —me dijo—. ¿Tú lo sabes?

Reflexioné un momento y luego le dije que quizá la propia pregunta resultaba engañosa.

—¿Qué quieres decir? —inquirió ella con un brillo en los ojos.

—Bueno, quizá la pregunta ya presupone una dualidad. Supone que sigue habiendo un «fantasma en la máquina».

La expresión la acuñó el filósofo de la escuela de Oxford Gilbert Ryle para poner en cuestión la división cartesiana entre mente y cuerpo.[15] En este caso el fantasma no es la mente, sino más bien la actividad mental en general, como algo diferenciado del cuerpo o de cualquier actividad física.

Lani, que ya conocía la expresión, estuvo de acuerdo.

—Entonces piensas lo mismo, ¿verdad? No hay límite.

—Sí, pero hasta el mero hecho de hablar de un límite —añadí— frustra el propósito de intentar afirmar que no lo hay. Mientras digamos que hay un límite en el que termina la persona y empieza la enfermedad, ¿no seguimos dando a entender que la demencia afecta a una y no a la otra, y que hay una parte especial de nosotros que de algún modo permanece sana? —Me interrumpí, sintiéndome cohibida de repente—. Yo no soy diferente de los demás. En realidad nadie se libra del dualismo.[16]*

Lani soltó una risita.

—No tienes que andarte con contemplaciones. A mí me encantan estas cosas. Necesito gasolina, ¿sabes?, alguien con quien discutir, con quien hablar las cosas. Me ayuda a entender lo que pienso y a saber si digo sandeces, cosa que suelo hacer.

Estaba siendo demasiado dura consigo misma. Desde niña, todas las personas de su entorno, incluida su madre, habían pensado que era una sabelotodo, pero ella simplemente *quería* saberlo todo, y por eso me animaba a cuestionarla cuando saltaba de una idea a otra. ¿No resultaba a la vez irónico y redentor que la demencia de su madre la hubiera llevado a ella a un lugar donde, de repente, las ideas ya no eran abstracciones? Ahora podía reflexionar sobre conceptos filosóficos *y además* acercarse a ellos de manera extraacadémica:

---

* Una vez más, esto no es una refutación del dualismo, sino más bien un comentario sobre lo potente que resulta esta intuición.

¿quién es Tina ahora que su cerebro está alterado por la demencia?; ¿qué define la identidad?; ¿cuál es la naturaleza de la conciencia?...

Tanto si están familiarizados con el dualismo cartesiano como si no, en la práctica los cuidadores tienen que refutarlo cada día para tratar eficazmente a los familiares que se han convertido en sus pacientes. De algún modo, se supone que deben superar un enigma filosófico que ha confundido a los pensadores durante casi dos milenios. Y lo que resulta aún más improbable: se espera que lo hagan por sí solos.

6. Cuando cada día es domingo
Por qué cuestionamos la realidad de los pacientes

Al comienzo de nuestra primera entrevista, en el invierno de 2016, Cathy O'Brien me advirtió:

—Has de saber que no soy una santa.

Le aseguré que no conocía a ningún cuidador que lo fuera, ni tampoco quería conocerlo.

—Eso está bien —añadió.

Cathy era una mujer menuda de sesenta y tantos años, de cabello corto gris brillante y voz cálida y trémula. Llevaba seis años cuidando de su marido, Frank, pero hacía poco había empezado a recriminarse no estar «cortada por el mismo patrón que la madre Teresa».

Me explicó que Frank siempre había sido el más conservador desde una perspectiva religiosa, y cuando desarrolló el alzhéimer su catolicismo se acentuó. Antes de la enfermedad conservaba una sana dosis de escepticismo, algo que ambos tenían en común. Pero cuando su memoria empezó a fallar surgió su lado mojigato y apegado a las normas. La demencia —me dijo Cathy con ironía— había sacado a su «niño católico interior».

Ver cómo su marido se iba volviendo más religioso la exasperaba a la vez que la distanciaba de él. Frank empezó a obsesionarse con el rito, insistiendo en que fueran a la iglesia todos los domingos. Eso no habría supuesto un gran problema de no ser porque, para Frank, todos los días eran domingo. Cada pocas horas instaba a Cathy a que se arreglara y fuera a la iglesia con él. Ella le decía que era miércoles, o sábado, o el día que fuera, pero Frank seguía en sus trece. Entonces Cathy le enseñaba un calendario o un periódico y él se tranquilizaba durante un rato. Pero luego se olvidaba y volvía a pedirle que se arreglara. La única forma que tenía Cathy de disuadir a Frank era llamar al párroco y pedirle que lo tranquilizara.

—¿Y qué haces al ver que tu marido antepone la palabra de un sacerdote a la tuya? —le pregunté.

Se rio.

—Bueno, me enfado, aunque en realidad no me sorprende. Frank siempre ha tenido fijación por las figuras de autoridad. Cree en ellas.

Lo que irritaba a Cathy, más que el hecho de que Frank no la creyera o que aceptara sin rechistar cada palabra del sacerdote, era cómo exteriorizaba su piedad. Verlo persignarse en la iglesia con tanta ceremonia hacía que Cathy deseara arrancarle esa expresión de superioridad moral de un bofetón.

—Es como estar casada con el papa —me dijo.

No es infrecuente que las personas con alzhéimer recurran a la religión. Dado que habitualmente la enfermedad activa el sistema de apego, los pacientes —además de obsesionarse con sus padres o con los hogares de su infancia— suelen buscar consuelo en la religiosidad, que para ellos constituye otra «base segura».[1] Compensan la enfermedad y su vulnerabilidad con una especie de piedad extrema que dificulta ver su dolencia. Cuando Cathy lo observaba en la iglesia, mentalmente sereno debido a la influencia del entorno, parecía estar en su elemento. Sin embargo, también tenía la sensación de que «presumía», que hacía alarde de su rectitud, sobre todo delante del sacerdote. Aunque sabía que era su forma de tranquilizarse, de lidiar con la pérdida de memoria y la confusión, se sentía asfixiada por su comportamiento, tan serio que a veces llegaba a lo caricaturesco.

A medida que avanzaba la enfermedad, Frank fue dejando de ver a Cathy como una persona de verdad. Se convirtió en un accesorio, un recipiente donde él vertía sus fijaciones. Así, mientras Frank podía sublimar su caos interno recurriendo al rito, Cathy no tenía nada ni a nadie a quien recurrir. En lugar de ello, se encontró viviendo con un extraño sin el menor sentido del humor.

No era solo la religiosidad de su marido lo que hacía sofocante la existencia de Cathy. Frank se había aficionado a ver la tele todo el día. Lo primero que hacía por la tarde era coger el mando a distancia, arrellanarse en su sillón favorito y poner un partido de lo que fuera. Cuando no era béisbol, era fútbol; cuando no era fútbol, era baloncesto. Y no es que se comportara precisamente como un espectador pasivo. Actuaba como si estuviera sentado junto al banquillo, gritando a los jugadores lo que pensaba cada vez que alguien fallaba una jugada o cometía una falta. De hecho, incluso empezó a predecir con entusiasmo cuándo alguien iba a jorobarla: «¡No lo hagas! —gritaba—. ¡Espera! ¡Espera!».

También las películas le agitaban. Gritaba a los actores para advertirles de algún desastre inminente. O pronosticaba algún nefasto giro argumental, blandiendo el puño ante el televisor. Y si aparecía una actriz atractiva, podía gritar de repente: «¡Esa mujer está a punto de quitarse la blusa! ¡No queremos verlo!». Sus gritos espontáneos y sus ridículas predicciones le arrebataban la gracia a todo.

Una noche, después de varios meses así, Cathy se levantó de golpe y se refugió en el cuarto de baño.

—No podía seguir allí sentada sin abrir la boca, pero tampoco quería discutir con él —me explicó—. Así que me fui a un sitio donde pudiera gritar.

Frente al espejo del cuarto de baño vio a una mujer exhausta cuya expresión vacía la hacía parecer ajena a la realidad. En ese momento hizo un pacto con su reflejo: dejaría a Frank. Ella había puesto de su parte, pero ahora se merecía tener una vida propia, una vida sin observancia religiosa ni gritos constantes. Darse permiso para marcharse la tranquilizó. Se lavó la cara y respiró hondo varias veces, pero al volver a la sala de estar se sintió como si caminara al encuentro con la muerte.

—¿Sabes lo peor de todo? —me dijo—. Que en cuanto me vio se le dibujó una enorme sonrisa en la cara. ¡Dios mío, se pone tan contento cuando me ve, diciéndome siempre lo mucho que me quiere a pesar de que apenas sabe ya quién soy...! Pero yo no me veo capaz de decirle lo mismo. ¿Qué me pasa? ¿No debería querer estar con él, cuidar de él?

»Claro que debería. Está enfermo. Tiene una enfermedad —se respondió a sí misma—. Debería poder soportar sus gritos y sus estúpidas predicciones. Pero en lugar de eso, lo corrijo. Le digo que Errol Flynn no va a morir. Le digo que Doris Day no va a quitarse la blusa. ¿Por qué lo hago? O sea, ¿a mí qué me importa lo que diga? —Me dirigió una mirada avergonzada—. ¿Sabes?, a veces todavía le digo que es miércoles cuando él cree que es viernes. ¡Vamos!, si es de primero de alzhéimer: no hay que hacer eso.

Sonreí y le dije que no podía ni contar el número de cuidadores que conocía que habían hecho más o menos lo mismo.

Se solidarizó con ellos.

—¿Sabes?, si antes de que Frank tuviera alzhéimer alguien me hubiera dicho que lo único que tenía que hacer era estar de acuerdo con él y aceptar su realidad, yo le habría respondido: «¡Claro!, ¿qué problema hay en eso?». ¿A quién le importa que él crea que un deportista se va a caer de culo o que la chica del tiempo va a exhibirse delante de todo el mundo? Debería dejarlo estar. No es culpa suya.

Tampoco era culpa de Cathy. El ser humano es un animal «ultrasocial» que necesita que los demás vean el mundo como él.[2] Esta necesidad de una realidad compartida no solo genera una conexión con los demás, sino que también valida los sentimientos, los juicios y la identidad propios. Sin esta validación, nos sentimos a la vez físicamente inquietos y cognitivamente inseguros con respecto a lo que sabemos y lo que somos. Además, la necesidad de una realidad mutuamente aceptada[3] es tan fuerte que de forma natural nos lleva a sobreestimar el grado en que los demás, en especial nuestros seres queridos, comparten nuestros pensamientos y percepciones.[4] Por eso, cuando nuestro cónyuge o uno de nuestros progenitores de repente pasa a ver el mundo de una forma muy distinta a la nuestra, puede que intelectualmente lo consideremos un síntoma, pero en nuestro inconsciente sentimos que se ha quebrantado una promesa social implícita.

En el tiempo que duraron mis reuniones con Cathy, Frank empezó a desarrollar nuevos síntomas. Se convenció de que había ladrones vigilando la casa. Insistía en cerrar puertas y ventanas lloviera o hiciera sol. Sus frecuentes advertencias y su excesiva vigilancia hicieron que Cathy se volviera cada vez más claustrofóbica.

Ella soportó sus delirios durante meses, hasta que un día estalló.

—¡No hay nadie espiándote! —le gritó—. ¡Nadie quiere nada de ti! ¡Tienes demencia! ¡Demencia!

Pero lo único real para Frank era la amenaza de que les robaran; no su demencia.

—¿Qué me estás haciendo? —replicó—. ¿Qué pasa *contigo*?

Mientras me lo contaba, Cathy meneó la cabeza con incredulidad.

—¿Sabes?, tiene toda la razón. No sé qué me pasa. No lo culpo por enfadarse. Si alguien me dijera que tengo demencia, yo lo odiaría. Entonces, ¿por qué actúo así? ¿Quién hace eso?

A Cathy le costaba aceptar esa faceta malhumorada suya.

—Siempre he creído que yo era una persona sensible —añadió—. Ahora me he convertido en alguien que hace leña del árbol caído.

Aunque estaba resentida con Frank porque este no entendía lo que le estaba provocando la enfermedad,

Cathy no era capaz de apreciar realmente lo que la enfermedad le estaba haciendo *a ella*. La demencia afecta a la regulación emocional, de modo que nos parece natural que los pacientes «pierdan los papeles» de vez en cuando; en cambio, nosotros esperamos ser capaces de mantener la calma. A primera vista, eso tiene bastante sentido. A diferencia de un cerebro deteriorado, el cerebro sano conserva intacta la corteza prefrontal (CPF), que es donde tiene lugar la autorregulación.[5] Sin embargo, eso no garantiza que siempre podamos autorregularnos.

Los científicos han identificado dos tipos de estrategias de regulación en la CPF: automáticas y forzadas.[6] La autorregulación es forzada (esto es, requiere un esfuerzo) cuando experimentamos una amenaza solos:[7] entonces se requiere más energía para atenuar emociones como la ira y la tristeza. De hecho, la autorregulación en solitario está destinada a resultar extenuante, puesto que hemos evolucionado para autorregularnos mutuamente.[8] La corregulación, en cambio, es automática. Desde una perspectiva neurológica, ni siquiera existe una diferenciación clara entre nuestro propio estrés y el del prójimo. Parece que en algunos casos el cerebro incluso codifica las amenazas contra los demás como lo haría con las dirigidas a nosotros mismos.[9]

La tendencia del cerebro a experimentar las amenazas de forma colectiva se enmarca en lo que los psicólogos denominan «carga compartida».[10] Como sugiere su propio nombre, «compartir la carga» es una forma de conservar energía reduciendo tanto la ansiedad como el estrés. En algún momento de nuestra evolución, la carga compartida se convirtió en un mecanismo adaptativo

para mantener a la gente unida, no solo porque la unión
hace la fuerza, sino también porque las amenazas parecen menos abrumadoras se afrontan en comunidad.

De ahí que las personas que mantienen relaciones saludables y solidarias perciban las amenazas con menos
intensidad que las que se sienten solas.[11] Sin embargo,
eso no implica que toda relación sea necesariamente
beneficiosa. Si, como en el caso de Cathy, en teoría uno
no está solo pero *se siente* solo, la autorregulación deviene forzada. ¿Es de extrañar, entonces, que a los cuidadores de personas con demencia les cueste mantener a
raya su ira?

Piénsese en lo que ocurre cuando un cónyuge o un
familiar enferma de cáncer: paciente y cuidador pueden
compadecerse, reconociendo las amarguras de la enfermedad mientras experimentan juntos, hasta cierto punto, la realidad de esta. La demencia, en cambio, suele
excluir la posibilidad de corregulación. A menudo los
pacientes no saben —o se resisten a saber— que padecen
una enfermedad neurológica y, sin culpa alguna, se refugian en un mundo al que los cuidadores no pueden
seguirlos. Mientras que los cuidadores sin duda pueden percibir el estrés que sienten los pacientes con
demencia, estos últimos rara vez son capaces de hacerse
una idea de lo que están sufriendo los cuidadores. Siendo así, ¿a quién fiar su corregulación? La triste realidad
es que la mayoría de los cuidadores acaban sintiéndose
solos; y sin nadie que valide la carga de su realidad,
pueden volverse tan inestables como aquellos a quienes
cuidan.

Después de siete años cuidando de Frank, lo injusto de toda aquella situación empezó a pasar factura a Cathy. Odiaba estar atrapada en casa y se odiaba a sí misma por sentirse así.

Pese a todo lo que ella hacía para que su marido se sintiera seguro, Frank seguía negándose a abrir una ventana, receloso de sus ladrones imaginarios.

—Vale, claro que lo entiendo —me dijo Cathy—. Quiero decir que el pobre está lleno de delirios. Tiene alucinaciones. Pero yo hago todo lo que puedo por él y ni siquiera se me permite tomar un poco de aire fresco. Me enfada mucho lo injusto que resulta y luego me siento tremendamente mezquina y egoísta por pensar así.

La reacción de Cathy era comprensible. En realidad la injusticia no tiene que ver con que el otro se salga con la suya: no es cuestión de una ventana cerrada o de quién friega los platos. La injusticia señala una pérdida de conexión social, la sensación de que se ha anulado un acuerdo social implícito.[12]

Para el psicólogo social Matthew D. Lieberman, la justicia no solo nos parece correcta, sino que el cerebro la registra asimismo como algo profundamente placentero. La justicia —escribe— «sabe a chocolate».[13] Quizá si hubiera tenido menos experiencia con cuidadores, esa afirmación me habría parecido solo una divertida exageración. En cambio, me recordaba a una de las participantes de mis grupos de apoyo, que, al intentar describir la falta de reciprocidad emocional entre su marido y ella, espetó: «Me siento como si me muriera de hambre. Creo que todos nosotros nos morimos de hambre».

El grupo supo inmediatamente a qué se refería. No es justo que una relación duradera se convierta de repente en unilateral. No es justo perder la realidad mutua que sustentaba una cercanía que ahora la demencia se lleva por delante. No es justo quedarse solo. No sienta bien y no saca lo mejor de nosotros.

El efecto de la soledad en la salud física y emocional está bien documentado.* Sin embargo, solo recientemente se ha revelado su efecto en la salud cognitiva. La soledad acorta los periodos de atención e interfiere en la capacidad de juicio y de autocontrol, justo los atributos necesarios para lidiar con las fijaciones y delirios del paciente.[14] El autocontrol, de hecho, ya es un recurso limitado de por sí precisamente porque requiere el mismo tipo de energía que cualquier actividad que implique esfuerzo, ya sea emocional, cognitiva o física, y por eso escasea tanto.[15] La misma energía que se necesita para resistirse a un pastel o a un cigarrillo se necesita asimismo para hacer frente a los delirios[16] y las exigencias irracionales[17] de alguien.

Aunque los cuidadores hacen todo lo posible por contenerse aplicando los «frenos mentales» que tenemos en la corteza prefrontal ventrolateral derecha, resulta que el alzhéimer no solo debilita esta región cerebral en el paciente, sino que también merma la capacidad de autocontrol del cuidador.[18] Es un hecho desafortunado que los mismos síntomas que aumentan la soledad de los cuidadores son los que en realidad les impiden aplicar eficazmente esos frenos mentales.

---

* La soledad aumenta las probabilidades de depresión y ansiedad. Altera el sistema inmunitario y puede ser tan perjudicial para la salud como la obesidad, la falta de ejercicio y la hipertensión. Un conocido estudio sugiere que la soledad impone un coste físico similar al de fumar quince cigarrillos al día.

Las demencias constituyen, pues, una trampa fisiológica que obliga a los cuidadores a neutralizar constantemente sus impulsos e intuiciones naturales al tiempo que les roba la energía necesaria para hacerlo. Esto provoca en muchos cuidadores lo que los psicólogos sociales denominan un estado de «agotamiento del ego»;[19] es decir, experimentan su propia versión del «síndrome crepuscular» característico de la demencia. Tras una larga jornada regulando las emociones de los pacientes, sometiéndose a las diversas formas de injusticia, existenciales y prosaicas, que conlleva la enfermedad —y en muchos casos haciéndolo solos—, las reservas cognitivas y morales del cuidador se agotan.

De hecho, a medida que transcurre el día, es posible que los cuidadores empiecen a comportarse de manera refleja como aquellos a quienes cuidan, aunque la mayoría no sean conscientes de ello. Simplemente pierden el control; y luego, al sufrir las punzadas del remordimiento, es cuando se dicen a sí mismos que deben controlarse, esforzarse más y ser más amables. Son sentimientos comprensibles, pero se derivan de una de nuestras ilusiones más arraigadas: la convicción de que podemos elegir cómo responder.

En el capítulo anterior veíamos que las personas están biológicamente predispuestas a creer que gozan de libre albedrío, sobre todo porque la propia conciencia comporta la inexorable convicción de llevar las riendas de los actos de la mente y del cuerpo. Pero puede que las cosas no sean tan sencillas. Para reajustar nuestras expectativas, Patricia Churchland sostiene que debería-

mos deshacernos de ese enfoque «absolutista»[20] y empezar a pensar en el libre albedrío en términos de «gra-
dos», es decir, de rangos óptimos de toma de decisiones.[21]
Por lo visto, la mente está abierta a una mayor variedad
de respuestas en unos momentos que en otros.

Churchland pone como ejemplo la relación entre la
volición y la tendencia a comer en exceso. No hace
mucho se daba por sentado que la obesidad era una
cuestión de voluntad, que lo único que hacía falta para
superarla era autocontrol. Pero esa explicación dista
mucho de ser exacta. Se sabe que una proteína llamada
leptina afecta a la sensación de hambre y saciedad.[22]
Inicialmente se observó en ratones que determinadas
mutaciones en el gen de la leptina provocaban una tendencia a comer en exceso, y otros estudios más recientes
con sujetos humanos han revelado que la leptina, así
como ciertas predisposiciones genéticas, hacen a unas
personas más vulnerables a la obesidad que otras. De
hecho, muchas de las situaciones que asociamos a la
fuerza de voluntad están influenciadas por factores bio-
lógicos y ambientales que escapan a nuestro control. La
fuerza de voluntad no es algo que tenemos o dejamos de
tener; es más bien como un acordeón que se expande y
se contrae en función de las circunstancias.

Precisamente porque la prestación de cuidados drena
nuestra energía, suelo animar a los cuidadores a distanciarse de vez en cuando para reponer fuerzas y encontrar
sentido y placer en la vida. Pero, como he tenido ocasión
de aprender, no todos los cuidadores aprovechan la
oportunidad de tomarse un descanso de sus obligaciones
ni se sienten bien cuando lo hacen. Aunque yo instaba
a Cathy a pasar más tiempo en el trabajo o con sus ami-

gos, para ella hacer eso no estaba exento de cierta ambi-
valencia. Sí, le sentaba bien escaparse —me decía—,
pero también se sentía culpable. ¿Por qué habría de disfrutar ella cuando su marido estaba enfermo? ¿No estaba siendo egoísta y autocomplaciente por dejarlo solo o
al cuidado de una auxiliar?

A veces, lo más difícil de escuchar a los cuidadores es
saber que no puedo aliviar su sentimiento de culpa.
Cuando les digo que se merecen tiempo libre, que eso
los hará mejores cuidadores, muchos se limitan a asentir
cortésmente con la cabeza. E incluso cuando siguen mi
consejo y organizan una escapada, su sentimiento de
culpa rara vez se disipa.

Tampoco es que pueda convencerlos con palabras.
Hago lo que puedo, pero mientras yo recurro a la razón,
la culpabilidad recurre a la intuición. Muchos cuidadores siguen convencidos de que son capaces de hacer lo
que hay que hacer sin la «muleta» del autocuidado.
Creen que pueden aplacar la ira a base de voluntad.
Piensan: «Si me preocupara lo bastante, si fuera lo bastante amable, si fuera lo bastante disciplinado, podría
con ello». Por desgracia, esta autocrítica se centra en lo
que consideran un defecto de carácter. ¡Cuánto más
indulgentes seríamos con nosotros mismos si reconocié-
ramos el verdadero origen del problema: las limitaciones
fisiológicas inherentes al autocontrol!

7. Mi cena con Stefan Zweig
Por qué nos tomamos como algo personal lo
que dicen y hacen los pacientes

*Uno a uno, tres ciudadanos franceses, un hombre y dos
mujeres, escoltados por un mozo con la actitud displi-
cente de un funcionario, son conducidos a un salón
decorado al estilo Segundo Imperio. Saben que han
muerto, pero no por qué los han reunido a los tres.
Pronto resulta evidente que no se llevan bien y, tras
confesar sus crímenes, se aprovechan mutuamente de
sus inseguridades y debilidades. El hombre, que se llama
Garcin, está triste. A una de las dos mujeres le gusta; a
la otra no. Naturalmente, él busca la aprobación de la
que lo desdeña. Pero cuanto más intenta explicarse, más
lo humilla ella. Desea desesperadamente salir de allí.
Llama al mozo, pero este no acude. Entonces, sin
muchas esperanzas, se acerca a la puerta. Tira del pomo
e, inesperadamente, la puerta se abre. De repente es
libre de irse, de dejar atrás las disputas y las recriminaciones. Pero vacila. Finalmente lo entiende. Se da cuenta de que aquello es el infierno y no tiene nada que ver
con cámaras de tortura, fuego ni azufre. El infierno son
los demás.*[1]

Ida y Henry Frankel viven en un acogedor apartamento de tres habitaciones en el barrio de Washington Heights, en Manhattan. Henry, un arquitecto jubilado de ochenta y cinco años, es un hombre apuesto de baja estatura y voz apacible, calvo y de orejas pequeñas. Ida es aún más baja que él, y lleva el cabello, blanco y fino, recogido en un moño. Aunque suele ir elegantemente arreglada, oliendo a lavanda y a polvos de tocador, solo Henry sabe el esfuerzo que eso supone. Cada vez que intenta cortarle las uñas, bañarla o cambiarla de ropa, el rostro menudo de Ida se contorsiona hasta volverse irreconocible; se convierte en una especie de animal feroz y acorralado.

Las familias de Ida y Henry emigraron a Nueva York desde su Austria natal en la década de 1930, cuando ambos eran adolescentes. Se conocieron en el City College de Nueva York, y en 1953, un año después de graduarse, se casaron. Pese a los altibajos habituales, su matrimonio ha sido feliz. Les gustaban las mismas novelas y películas, y compartían el mismo amor por la música de cámara. Su apartamento está repleto de libros y alberga una gran colección de vinilos de Deutsche Grammophon. En cambio, no hay ni un solo CD en la casa, porque, como me explicó Henry, ninguno de los dos podía soportar la idea de traicionar a sus preciados álbumes.

Aunque Henry se adaptó enseguida a la cultura estadounidense, Ida seguía echando de menos el mundo vienés que había conocido de niña. Y mientras Henry se incorporaba a un estudio de arquitectura de nivel medio e iniciaba una carrera profesional, Ida luchaba por encontrar su identidad. Quiso ser escritora, luego fotógrafa, después decoradora. Quería —afirmaba— forjar algo propio, pero nunca pasó de ahí.

Mediada la setentena, Ida empezó a mostrar signos de alzhéimer. Su deterioro fue gradual. Experimentaba las habituales pérdidas de memoria y la confusión asociada, pero su vida seguía siendo más o menos como antes. Un día, sin embargo, al llegar a casa, Henry encontró a Ida hablando con una fotografía enmarcada que había en la repisa de la chimenea. Tenían numerosas fotos de amigos y familiares difuntos repartidas por todo el apartamento, e Ida empezó a ir de una a otra, contándoles a sus tías y primas cualquier cosa en la que estuviera pensando. Tras la conmoción inicial, Henry se acostumbró a su parloteo y se resignó a aquella nueva manía suya. Él, obviamente, conocía a los amigos y parientes de su esposa, y no le importaba que participaran en su imaginativa vida.

Cuando Ida cumplió los ochenta, también empezó a mantener conversaciones con los libros. No en el sentido de comunicarse con los personajes, sino con los propios autores, o, más exactamente, con las fotos de las cubiertas. A esto último Henry no pudo acostumbrarse. Nunca sabía cuándo iba a encontrarse a Ida sentada frente a un libro apoyado en posición vertical sobre la mesita de centro, hablando con la foto del autor.

—¡Gracias a Dios no le contestaban! —me contó.

Podía hablarle a Proust de su infancia en Viena; a Virginia Woolf, de su luna de miel y de cómo una vez Henry se había perdido en Venecia. A Rilke le hablaba de moda, porcelana y música popular. Henry nunca sabía qué iba a decir; solo que, al cabo de un tiempo, él había dejado de figurar por completo en sus conversaciones.

Con el transcurso del tiempo, empezó a sentirse como un intruso en su propia casa. De hecho, aparte de algunos comentarios ocasionales sobre compras y horarios, su esposa apenas le dirigía la palabra, reservando lo que de más cordial había en ella para sus amigos bidimensionales.

Cuando Henry y yo nos conocimos, un frío día de primavera, él ya no podía separar su dolor de su consternación. Pero debido a su carácter afable y a su naturaleza reservada, apenas se percibía la rabia que latía bajo sus palabras, una rabia dirigida sobre todo contra sí mismo. Si hubiera sido mejor marido —me aseguró hacia el final de nuestra primera conversación—, podría haber salvado a Ida de la desolación y la indignidad del alzhéimer.

—Seguramente *a ellos* les habla con la ternura que no muestra cuando me habla a mí —me dijo un desconsolado Henry.

¿Qué le dices a alguien cuya mujer prefiere fotografías de autores fallecidos antes que a él?

Una mañana, al despertar, Henry encontró a Ida charlando con Thomas Mann, y en ese momento le asaltó la idea de que su aprecio compartido por ciertos escritores, que antaño los había unido, ahora se interponía entre ellos. ¿Cómo iba a competir él con el autor de *Los Buddenbrook*? No pudo evitarlo: empezó a envidiar a las fotografías, y a veces a escuchar a escondidas. Luego, cuando ella lo acusaba de espiarla, Henry se sentía fatal.

A pesar de lo alienantes que le parecían los delirios de su mujer, seguía mostrando una actitud protectora hacia ella. De hecho, se enfadaba cuando su médico o sus amigos le sugerían que tomara medicación. Mientras ella fuera feliz —razonaba Henry—, no había motivo para privarla de su rica vida interior.

—¡Al menos uno de los dos tiene vida social! —me dijo en tono jocoso.

Una soleada tarde en la que Henry y yo nos encontramos en el museo de los Claustros, me explicó que la noche anterior Ida había invitado a cenar a alguien: el escritor austriaco Stefan Zweig, fallecido en 1942.

—Supongo que debería sentirme muy importante teniendo a Stefan Zweig a cenar —masculló Henry, esta vez sin molestarse en parecer divertido.

La cena no había ido bien. Tras poner la comida en la mesa, Ida había dirigido todos sus comentarios a la cubierta de *El mundo de ayer*, excepto cuando le pidió a Henry que le pasara un panecillo a su invitado. Aquella petición acabó con su paciencia.

—¡Tienes unos delirios ridículos! —le gritó él—. ¡Es una foto! ¡Las fotos no comen! ¡Tu locura me está volviendo loco a mí!

Sin inmutarse, Ida le sirvió un plato a su invitado. Pero cuando instó a Zweig a probar un bocado, Henry le espetó:

—¡Ya te lo he dicho! ¡No puedes dar de comer a las fotos! Por eso tienes que hacerme caso.

Mientras me lo contaba, Henry sonrió.

—¿Sabes?, decírselo me hizo sentir bien.

Pero aquel sentimiento se había visto rápidamente reemplazado por la culpa. Ida se enfurruñó y dejó de comer. Conmovido por la vulnerabilidad de su esposa y por lo absurdo de su pequeña victoria, Henry se disculpó y le pidió perdón.

Me confesó que su arrebato lo había dejado desconcertado y abatido. Perplejo ante su propio comportamiento, me dijo:

—La gente habla de mi mujer como si tuviera un problema. Pero soy yo. Yo soy quien tiene el problema.

Henry no podía quitarse la espina de los desdenes cotidianos de Ida. Sabía que no eran algo personal, pero él los percibía como si lo fueran. Era su mujer, su amiga desde hacía más de sesenta años. Cuando no estaba con ella seguía echándola de menos: su voz, su olor, sus peculiaridades... Pero, sobre todo, echaba de menos sentirse útil. Ahora, cuando preparaba la cena o la ayudaba a vestirse, a ella no parecía importarle.

Burlándose de sí mismo, me dijo:

—Pero ¿qué estoy esperando? ¿Que me diga: «¡Qué buen marido eres!»?

Henry, como él mismo no dudaba en admitir, era una persona complaciente. Primero había intentado complacer a una madre difícil, luego a sus clientes y luego, por supuesto, a una esposa que a veces se sentía decepcionada. Aun después de que Ida cayera enferma, después de que ya no lo reconociera más que como alguien que la cuidaba, él seguía queriendo hacerla feliz. Pero también quería que ella supiera que intentaba ayudarla. Él consideraba una debilidad suya eso de necesitar el reconocimiento de los demás para tener una buena opinión de sí mismo. Y se avergonzaba de intentar ganarse su aprobación sabiendo que su principal preocupación debía ser el bienestar de ella y no su propia autoestima.

Puede que en *A puerta cerrada*, de Jean-Paul Sartre, el infierno sean los demás. Pero lo que resulta más revela dor de la obra es que su desdichado protagonista, Garcin, *elija* el infierno; elige estar con otros. Mientras una de las mujeres piense mal de él, no puede marcharse. Sartre pretende que desaprobemos a Garcin porque permite que otras personas lo definan, perdiendo así la oportunidad de ser auténtico.[2] A primera vista, el lector podría estar de acuerdo con la apreciación de Sartre. ¿Por qué los extraños deberían ejercer tal influencia sobre nosotros? Aunque aceptamos que en parte estamos moldeados por quienes nos rodean, también creemos firmemente en nuestro libre albedrío, en que una parte de nosotros es inmune a las influencias externas y es únicamente «nosotros».

Por eso nos reprochamos tomarnos las cosas como algo personal, desear la aprobación de la gente, incluso de quienes no están ni cognitiva ni emocionalmente preparados para dárnosla. Sin duda, Sartre estaría de acuerdo con esta autocrítica. Pero resulta que la idea de que existe una parte de nosotros que es completamente independiente de los demás es con toda probabilidad una ficción.[3]

Sencillamente, no es así como parece estar diseñado nuestro cerebro. La corteza prefrontal medial, la parte del cerebro que se activa cuando pensamos en quiénes somos, se activa asimismo cuando reflexionamos acerca de cómo nos perciben los demás.[4] Desde una perspectiva neurológica, no hay ningún lugar especial en el cerebro que esté herméticamente aislado de la influencia de otras personas. Todo lo contrario: el yo es poroso.

No solo el cerebro es susceptible a influencias externas, como ha mostrado Matthew Lieberman, sino que además la región cerebral donde se origina la identidad actúa como «una superautopista por la que otros influyen en nuestras vidas».[5] Lieberman, de hecho, considera el yo «la estratagema más artera de la evolución…, un agente secreto» diseñado para hacernos receptivos a otras mentes acomodándonos a sus pensamientos e ideas.[6] Pero lo que hace al yo realmente astuto es que cree que una parte esencial de sí mismo es impermeable a las influencias externas, cuando, en realidad, se derrumba con demasiada frecuencia bajo el peso de la presión social. Esto no ocurre solo porque sentimos la necesidad de pertenecer a una comunidad, sino también porque la evolución nos ha convertido en seres sociales cuyos cerebros absorben de forma natural la visión del mundo de otros cerebros.[7]

Sartre podría limitarse a encogerse de hombros al saber que la corteza prefrontal medial es el actor malo que nos niega la autenticidad. Siendo así, ¿qué más da que esta región del cerebro esté o no activada? ¿Qué importancia tiene que estemos influenciados o no por factores externos? Quizá eso únicamente hace que nuestras decisiones adquieran un cariz *más* importante, en tanto la tendencia a dejarnos afectar por los demás puede llevarnos por mal camino. Quizá deberíamos esforzarnos más en definirnos a nosotros mismos. Incluso podría argumentar que para ser individuos «auténticos» basta con decidir serlo.

Pero en realidad no *decidimos* preocuparnos por otros. La actividad de la corteza prefrontal medial es un hábito neuronal.[8] No activamos esta área cerebral cuando decidimos pensar en los demás; pensamos en los demás porque la actividad de la corteza prefrontal medial es el modo por defecto de nuestro cerebro.

En otras palabras, el pensamiento social es tan natural como pueda serlo el intelectual. La evolución podría habernos empujado a convertirnos en expertos pensadores abstractos y solucionadores de problemas, pero no lo ha hecho.[9] En su lugar, ha potenciado nuestra capacidad de razonamiento social para ayudarnos a sobrevivir en urdimbres sociales cada vez más complejas. Por eso nos preocupamos tanto los unos por los otros.

De modo que, cuando a los cuidadores se les grita, se les miente, se los ignora, se los acusa injustamente o no se los reconoce, ¿cómo no va a afectar eso a su propia identidad? Aun así, como Garcin, deciden quedarse, y, como Garcin, se ven relegados a un infierno en un entorno corriente, rodeados de objetos familiares. Al fin y al cabo, la mayoría de los cuidadores son «torturados» en cocinas y salas de estar, estancias que guardan recuerdos y desencadenan viejas pautas de comportamiento, estancias que los condenan a elegir una dinámica infeliz o desconcertante en lugar de prescindir de dinámica alguna.

Consideremos otro escenario en el que tres personas se encuentran en una habitación anodina, menos recargada que la de Sartre. Resultan ser voluntarios en un experimento, pero no tienen ni idea de en qué consiste, así que se limitan a esperar sentados. De repente, uno de ellos descubre una pelota en un rincón. La coge y se la lanza despreocupadamente a otro de los presentes, que a su vez se la lanza al tercero. Pronto inician un bonito y tranquilo juego consistente en pasarse la pelota y atraparla, hasta que, sin previo aviso, dos de los jugadores deciden dejar de jugar con el tercero. Sin motivo aparente, empiezan a ignorarlo y a pasarse la pelota solo el uno al otro. El que se queda fuera no puede sino contemplar impotente cómo el juego continúa sin él.

Resulta que el experimento consiste justamente en esta interacción.[10] Dos de las personas están conchabadas, mientras que la tercera ignora su secreto. El experimento, ideado por el psicólogo Kip Williams, se conoce como Cyberball (o «ciberpelota») y, dado lo anodino del asunto, si nos imaginamos en el papel del tercer participante, podríamos creer que nos tomaríamos con calma el hecho de vernos excluidos de algo tan tonto. Sin embargo, nos engañaríamos al pensar que tal exclusión no nos dejaría perplejos.

Este hecho fue constatado por Matthew Lieberman, que reprodujo el experimento usando imágenes de resonancia magnética funcional (IRMf).[11] Lieberman pidió a cada participante que jugara a la versión digital del Cyberball con otros dos jugadores. Aunque los sujetos creían que jugaban con personas reales, en realidad lo hacían con avatares programados que al cabo de un rato empezaban a excluir al sujeto. Como cabía esperar, muchos de los participantes se mostraron dolidos y enfadados por verse excluidos. Además, los escáneres cerebrales revelaron que su corteza cingulada anterior dorsal —la región del cerebro sensible a lo que se conoce como «dolor social»— se había activado.

Todo esto era fácil de prever. La sorpresa llegó cuando se informó a los sujetos de que su «oponente» era en realidad un ordenador programado para rechazarlos: aun después de saber que se trataba de una máquina, seguían experimentando ese mismo dolor social.[12]

Recordé ese experimento cuando Henry me confesó que estaba celoso de Stefan Zweig.

—¡Celoso de Stefan Zweig! —me repitió incrédulo—. ¡Celoso de Stefan Zweig!

No podía creérselo. Pero yo sí. Si el rechazo de un ordenador puede contrariarnos, ¿cómo no vamos a sentir dolor social cuando nos ignoran, rechazan o acusan personas a las que conocemos y queremos?

La demencia de Ida no la hacía menos persona para Henry, a quien tampoco le importaba que las otras «relaciones» de su mujer fueran imaginarias. Lo que le afectaba era que Ida estuviera viviendo su vida sin él. Nuestra estructura biológica está tan empeñada en mantener las conexiones sociales que el origen del rechazo resulta ser menos importante de lo que cabría imaginar. Al fin y al cabo, a la biología no le interesan las sutilezas mentales, sino la supervivencia.

Quizá por eso los seres humanos, junto con otros mamíferos, han evolucionado para sentir el aislamiento como algo doloroso. El rechazo hace daño, literalmente.[13] El dolor físico y el emocional pueden parecer distintos, pero tienen un origen neurobiológico común. La encargada de registrar los sentimientos de exclusión, la corteza cingulada anterior dorsal, es la que registra también el dolor físico.

Si a nivel cerebral el dolor social y el físico no son tan distintos, puede que el paracetamol ayude a reparar un corazón roto.[14] No se trata de una sugerencia simplista. Los psicólogos sociales han determinado de forma experimental que los sujetos que toman analgésicos durante varias semanas (en comparación con aquellos a los que se administra placebos) experimentan mucho menos dolor por el rechazo y el aislamiento. En uno de los experimentos, los investigadores pidieron a dos grupos de sujetos que jugaran al Cyberball. A los integrantes de un grupo se les dio analgésicos, mientras que a los del otro se les administró placebos.[15] Los sujetos que tomaron analgésicos no solo mostraron niveles más bajos de agitación por el rechazo; además, los escáneres cerebrales también revelaron una actividad significativamente menor en su corteza cingulada anterior dorsal.

El neurocientífico Jaak Panksepp, que acuñó el término *neurociencia afectiva*, argumenta de forma convincente que nuestro sistema de apego se sube a lomos de nuestro sistema de dolor físico utilizando las secreciones opioides naturales del cuerpo.[16] Parece un plan sensato, dado que el aislamiento o la separación del grupo amenaza la supervivencia. El dolor social es claramente una herramienta evolutiva, una señal adaptativa que nos urge a mantenernos cerca unos de otros a fin de mejorar nuestras posibilidades de supervivencia.[17] Al igual que el dolor físico nos alerta de algo que puede ser dañino, el dolor social nos alerta del peligro del aislamiento.[18]

Una vez más, esto tiene sentido desde una perspectiva evolutiva, ya que, sin el dolor de la separación y el aislamiento, un bebé no se molestaría en llorar y su madre no sabría que a su hijo le pasa algo. De manera análoga, si la corteza cingulada anterior dorsal de la madre está dañada, resulta mucho menos probable que ella responda a los llantos de su hijo. De hecho, en un desagradable experimento se comprobó que las ratas con lesiones en esta región cerebral parecían indiferentes al cuidado de sus crías, y solo el veinte por ciento de estas sobrevivieron.[19]

Dado que proporcionar cuidados y recibirlos son dos cosas que están biológicamente ligadas, el rechazo de Ida a los intentos de acercamiento de Henry hacía que este se sintiera lógicamente desatendido. Pero él no podía desvincularse. En realidad, se esforzaba aún más en restablecer su relación. Así que, por mucho que Sartre creyera que solo puede haber un auténtico yo cuando está desvinculado de otros yoes, la biología va por otro camino. De hecho, hay una razón que explica la similitud neuronal entre pensar en uno mismo y pensar en otros. Como explica el neuropsicólogo Nicholas Humphrey, ello nos permite perfeccionar y practicar nuestras aptitudes de razonamiento social, no en aras del «conócete a ti mismo», sino para conocer y comprender mejor a los demás.[20]

Obviamente, una de las crueldades del alzhéimer es que los instintos adaptativos de los cuidadores ahora actúan en su contra. Así, cuando Henry se siente herido por la pérdida de interés que Ida muestra por él, su dolor ya no cumple su propósito natural de conectarlo con su esposa. Como me comentó con pesar el propio Henry durante una de nuestras últimas reuniones:

—Supongo que yo debería sentirme feliz viéndola feliz a ella. Tiene sus libros y sus fotos y, cuando le pongo música, está en la gloria. No necesita nada más. —Luego guardó silencio un momento, y añadió—: Pero ¿cómo me acostumbro a que ella crea que no me necesita para nada?

8. Una mente brillante
Por qué seguimos confiando en la razón

En *El error de Descartes*, el neurocientífico Antonio Damasio nos presenta a un paciente insólito.[1] Elliot es un hombre de negocios que ronda los treinta y cinco años. Su memoria, su capacidad de cálculo y su orientación espacial son excelentes. Tampoco tiene el menor problema en lo relativo a su capacidad de aprendizaje ni a sus habilidades lógicas y lingüísticas. Distingue el bien del mal y es una persona agradable, considerada y con cierta vena humorística. También resulta estar al día en política, actualidad y economía. Todas las pruebas cognitivas coinciden: a Elliot no le pasa nada. Sin embargo, su vida se está desmoronando.

Unos años antes, Elliot había desarrollado un tumor benigno en la parte frontal del cerebro. Los cirujanos le extirparon el tumor, junto con el tejido del lóbulo frontal afectado. Elliot no sufrió secuelas físicas, pero poco a poco empezó a perder el interés en su trabajo. Se volvió incapaz de gestionar su tiempo: empezaba nuevos proyectos, pero luego nunca lograba terminarlos. Acabó perdiendo su empleo. Decidió emprender por su cuenta montando nuevos negocios, a veces con socios de dudosa reputación. Perdió sus ahorros y luego a su mujer. Volvió a casarse y a divorciarse. Iba a la deriva y no conseguía encontrar trabajo. Se había convertido en un hombre incapaz de tomar decisiones razonables ni en los negocios ni en su vida social.

Damasio estaba perplejo. ¿Por qué un hombre que obtenía buenos resultados en todas las pruebas cognitivas era incapaz de desenvolverse en el mundo real? Al cabo de un tiempo, el neurocientífico empezó a preguntarse si no estaría enfocando el problema desde una perspectiva errónea. Pensando en cómo hablaba Elliot de sus matrimonios fracasados, su estancada trayectoria profesional y los amigos que había perdido, a Damasio le llamó la atención el hecho de que lo hiciera siempre sin mostrar pesar ni enfado. Aunque desconcertado por lo que le había ocurrido, Elliot no parecía ni ansioso ni molesto. ¿Era posible que estuviera dedicando toda su energía a controlar su agitación emocional interior? ¿O es que sencillamente no había agitación alguna? Damasio lo ignoraba. Lo que sabía, en cambio, es que la situación de Elliot parecía contrariarlo más a él mismo que al propio Elliot, y eso le hizo dudar de la capacidad emocional de su paciente.

Espoleado por esta idea, Damasio decidió probar algo nuevo. Presentó a Elliot una serie de estímulos visuales angustiosos, como por ejemplo imágenes de una casa en llamas o de personas heridas en terribles accidentes, que por lo general provocan intensas reacciones emocionales. Pero Elliot no mostró ninguna inquietud. Intelectualmente sabía que las imágenes representaban escenas de terror y sufrimiento, pero a nivel fisiológico (y, por lo tanto, emocional) no parecía experimentar angustia. Su respiración, su ritmo cardiaco y sus ondas cerebrales se mantenían prácticamente igual. Luego, mediante el uso de técnicas de neuroimagen cerebral, Damasio confirmó que Elliot no se implicaba emocionalmente ni en lo que le ocurría a él ni en lo que sucedía a su alrededor. El problema —concluyó el neurocientífico— residía en que Elliot era capaz «de saber, pero no de sentir».

Aunque yo nunca me había tropezado con nadie como Elliot, no pude menos que pensar en él cuando supe de alguien que parecía ser un duplicado exacto. Era una anciana china con alzhéimer. Se llamaba Min, y su nieta, a la que llamaré Julia, vino un día a mi despacho para hablarme de su relación. Bajo la luz que entraba a raudales por la ventana, me fijé en el llamativo contraste entre los rasgos redondeados y adolescentes de Julia y su expresión angustiada, una expresión que yo estaba habituada a ver en cuidadores mucho mayores que ella.

Pronto supe que Julia dormía en tandas de dos horas, una pauta que había empezado cuando se mudó del apartamento de Min tras conseguir que recibiera atención las veinticuatro horas del día. No podía dormir porque sabía que el teléfono podía sonar en cualquier momento. Min la llamaba para preguntarle por qué no estaba en casa con ella o para quejarse de las incompetentes auxiliares que, al parecer, no hacían más que desgastar las alfombras. Una —declaraba Min— era tonta como una cabra; otra, inútil como una vaca; otra, vaga como un cerdo.

También las propias auxiliares llamaban a todas horas, molestas por el constante maltrato de Min. Consciente de lo mal pagado que estaba su trabajo, Julia se sentía responsable de su suplicio, puesto que estaba convencida de que en el fondo la ira de Min iba dirigida contra ella por haberse marchado. Pero las llamadas que más temía Julia eran las del supervisor de la agencia de atención domiciliaria de Queens. Cada pocas semanas le advertía de que su abuela debía dejar de comportarse de forma abusiva con las auxiliares. Seis o siete de ellas habían renunciado ya, y pronto no les quedaría nadie a quien enviar. En resumen, o su abuela dejaba de comportarse como una «loca», o habría consecuencias.

En ese momento Julia hizo una pausa y me miró con exasperación.

—¿Cómo puedo yo exigirle nada a mi abuela? ¡Tiene alzhéimer!

—¿Y el supervisor no lo entiende? —le pregunté.

Julia se encogió de hombros.

—Uno pensaría que sí, pero no es tan sencillo.

En la comunidad china —me explicó Julia— había un vacío cultural en lo relativo al alzhéimer. De hecho, en chino el término para referirse a la demencia es *chi dai zheng*, que literalmente se traduce como «loco y catatónico» o «demente e idiota».[2] Para la generación de su abuela, los trastornos neurológicos prácticamente no existían. El mal comportamiento era solo eso, mal comportamiento. Y la responsable era la persona, no su cerebro.

Para aquellos que conocían a Min, ella seguía siendo la misma mujer irascible de siempre. Puede que el alzhéimer le dificultara hacer la compra, pagar el alquiler y atender el correo, pero eso no implicaba que algo fuera mal. Sin embargo, Min sentía que no era ella misma. Preocupada por que la gente pudiera pensar mal de ella, había adoptado una actitud paranoica. Todo el mundo

—advertía a Julia— se traía algo entre manos, incluso quienes querían ayudarla. Sus amigos, sus vecinos, su sobrino..., todos eran sospechosos.

—Está peor que nunca —me dijo Julia—. No sé qué hacer.

Asentí con la cabeza, pensando que si el supervisor de la agencia de atención domiciliaria no veía que Min padecía una enfermedad, ¿cómo podía esperar Julia que otros lo vieran?

Como si siguiera el hilo de mis pensamientos, Julia espetó:

—Todo el mundo ve sus cambios de humor como si se debieran a que no se sale con la suya. Hasta su paranoia parece normal. Ella siempre desconfiaba de la gente, siempre se ofendía. La gente solo cree que Min sigue siendo ella misma.

Min había crecido en un pueblo de las afueras de Shenzhen y se había trasladado a Estados Unidos a los treinta y tantos años, cerca ya de los cuarenta. Decidida a no parecer una inmigrante ignorante y con poco mundo, había reprimido su inseguridad y adoptado la imagen de una persona bien informada. Durante cuarenta años había mostrado al mundo un rostro duro, inflexible y confiado. Una vez se formaba una opinión, era intransigente. No le importaba que la gente pensara que no era simpática. La simpatía era una preocupación típicamente «americana»: hacía a uno vulnerable, y la vulnerabilidad era un lujo que Min no podía permitirse.

El alzhéimer no había hecho sino reforzar la disposición natural de Min. Ni siquiera Julia estaba segura de dónde terminaban las defensas habituales de su abuela y dónde empezaba su demencia, porque, en cierto nivel, esa distinción no existía. Como Julia me confesó con voz queda, la persona a la que más tiempo pasaba convenciendo de la enfermedad de su abuela era a sí misma.

Yo le dije que había escuchado ese mismo comentario de boca de otros cuidadores, y me sentí obligada a preguntarle a qué se refería.

Se rio.

—Todavía estoy intentando descubrirlo.

En parte tenía que ver con la memoria de Min, que siempre había sido un misterio para Julia. Cuando era pequeña, tenía que andarse con cuidado porque Min interpretaba cada ceño fruncido o gesto de impaciencia como una desobediencia voluntaria, y de inmediato se enfurecía. En ocasiones, incluso la golpeaba con un cepillo del pelo o con cualquier objeto que tuviera a mano. Los castigos corporales no eran inusuales en la época de Min, y Julia siempre perdonaba esos arrebatos.

Lo que de verdad le molestaba, más que los golpes y los gritos, era la aparente capacidad de su abuela para «borrar» su memoria. A la mañana siguiente, Min nunca aludía a lo que había hecho; simplemente le acercaba un plato de comida como diciendo: «Borrón y cuenta nueva». Y como nunca reconocía sus estallidos, Julia jamás se sintió del todo segura.

Ahora que el alzhéimer se había apoderado de ella, seguía exhibiendo la misma pauta. Min perdía los nervios y gritaba, pero quince minutos después le ofrecía a Julia una pieza de fruta o una taza de té. ¿Había olvidado el incidente? Julia no estaba segura. ¿Min estaba evitando de nuevo una situación desagradable creada por ella misma? ¿O era el alzhéimer la causa de su olvido? Si Min no podía recordar, ¿cómo podía Julia estar segura de que estaba haciendo lo correcto? ¿Cómo podía saber si hacía feliz a su abuela?

Al oírla torturarse así, le pregunté por qué cargaba ella sola con toda la responsabilidad. Julia reflexionó un momento y luego se sumergió en su complicada historia familiar. Resultaba que Min no era su verdadera abuela. La madre de Julia había tenido una aventura con un hombre que ya tenía esposa y familia. Él había pasado poco tiempo con Julia y con su madre, que se mostraba fría e indiferente con su incómoda hija. De modo que Julia acabó estando al cuidado de la niñera permanente que había contratado su padre, que no era otra que Min.

Al no haber sentido nunca un amor incondicional por parte de ninguno de sus progenitores, Julia no lo daba por sentado y trataba de demostrar su valía a todo el mundo, especialmente a la mujer a la que había llegado a considerar su abuela. Y Min, que no tenía familia propia aparte de unos sobrinos, correspondía el amor de Julia. Pero para Min el amor significaba que no podía haber límites entre ellas.

Cuando Julia vino a verme, se sentía como si tiraran de ella en todas direcciones. No solo tenía que lidiar con auxiliares que amenazaban con dejarlo y con las advertencias del supervisor de la agencia de rescindir el servicio: también tenía que asegurarle repetidamente a Min que no la había abandonado.

—Diría que no es así como se supone que ha de vivir una veinteañera —señaló Julia.

—Desde luego —asentí, y añadí—: Tu abuela tiene suerte de tenerte.

—Soy yo quien tiene suerte —respondió Julia con sinceridad—. Ella me salvó. Sin ella no sé quién sería ni dónde estaría.

Al oír esto, no pude por menos que inquietarme pensando en todas las formas en las que la enfermedad podía aprovecharse de su gratitud, y terminé nuestro primer encuentro insistiendo cordialmente a Julia en que volviera a verme siempre que se sintiera abrumada.

No puedo decir que me sorprendiera volver a saber de ella cuando aún no había transcurrido una semana. La preferida de sus auxiliares, aquella en la que más confiaba, había anunciado de golpe y porrazo que lo dejaba, y a Julia le había entrado el pánico. A diferencia de las anteriores, aquella auxiliar (la llamaré Yu Yan) había hecho un auténtico esfuerzo por entender la enfermedad. Era consciente de que Min tenía un problema «en el cerebro», y a veces la imitaba afectuosamente para hacer reír a Julia.

De ahí que esta se sobresaltara al saber que Yu Yan quería renunciar. Corrió al apartamento de Min y encontró a la auxiliar llorando. No lloraba porque Min le hubiera gritado o hubiera intentado echarla, sino porque le había dicho que no se podía confiar en ella. Min acusaba a Yu Yan de quedarse solo porque tenía un hijo enfermo en casa y no podía permitirse el lujo de perder su empleo.

—El problema de tu abuela —le dijo la auxiliar a Julia entre sollozos— no es que sea mala o tenga una enfermedad. El verdadero problema es que sigue razonando muy bien.

Aquella observación dio que pensar a Julia. Comprendió que, por muy descabellada que fuera la conducta de su abuela, ella seguía creyendo que tenía una lógica sub-yacente; puede que una lógica extraña y deforme, pero con un trasfondo de sentido. Mientras me lo contaba, Julia me dedicó una sonrisa socarrona y me dijo:

—Mi abuela no solo razona bien. Tiene una mente brillante. —Al ver mi expresión divertida, continuó—: Escucha lo que es capaz de hacer.

Por lo visto, no era la primera vez que Min utilizaba información personal para salirse con la suya. A una auxiliar anterior le había dicho que se tomara el fin de semana libre porque Julia iba a quedarse a dormir. No era cierto, pero cuando la ayudante quiso confirmarlo con Julia, Min le espetó: «¿Qué?, ¿no te fías de mí porque soy vieja? Pues yo no quiero tratar con gente que no se fía de mí». La auxiliar, joven e inexperta, vaciló. Y Min supo exactamente qué decir para acabar de convencerla del todo: «¿Por qué quieres pasar el fin de semana conmigo cuando tienes dos niños pequeños en casa?».

—¡Estoy tan harta de todo esto...! —me confesó Julia.

—Desde luego —coincidí—. No tiene que haber sido fácil ver cómo te manipulaba durante todos estos años.

Sorprendida, Julia me preguntó:

—¿Cómo va a ser manipuladora mi abuela si tiene alzhéimer? ¿Se puede pensar siquiera en usar ese término?

—No es tan sencillo —le dije yo—. Que Min tenga alzhéimer no implica que no pueda maquinar.

Julia puso cara de incredulidad.

Muchos cuidadores me han mirado con la misma expresión. La mayoría de la gente cree que el alzhéimer impide razonar porque interfiere en la cognición y en las funciones ejecutivas. Ciertamente es así, pero eso no vuelve indefensas a sus víctimas: estas siguen siendo capaces de salirse con la suya, de hacer que las creamos, de arrastrarnos a sus discusiones. Aun así, seguimos subestimando a los pacientes debido a nuestro propio concepto de lo que implica la razón.

Cuando Damasio examinó por primera vez a Elliot, no comprendió de manera inmediata su problema. Como todos nosotros —escribe—, tenía tendencia a ver la razón como algo independiente de nuestras descontroladas y rebeldes emociones.[3] Esta, obviamente, ha sido la opinión generalizada desde los tiempos de Platón hasta el siglo XXI.[4] Puede que las emociones den color a la vida e incluso hagan que merezca la pena vivirla, pero a la hora de tomar decisiones creemos que interfieren en nuestra capacidad de razonamiento. Por eso los médicos de Elliot eran incapaces de dar con un diagnóstico. ¿Cómo podía alguien tan sereno, con sus facultades cognitivas en perfecto estado, actuar de forma tan irracional? Era algo que desafiaba al sentido común.

La intuición de Damasio, respaldada hoy por décadas de investigación, demuestra que no existe nada parecido a una razón «pura».[5] Lejos de ser independientes, razón y emoción en realidad se solapan. Sin embargo, durante mucho tiempo los científicos creyeron que el neocórtex, que se ocupa de los procesos «superiores» (volición, pensamiento, procesos de toma de decisiones), funcionaba de forma aislada del subcórtex, donde residen nuestros procesos «básicos» (regulación biológica y emoción). Por lógica, se suponía asimismo que, cuando surgían problemas importantes, el neocórtex hacía todo el trabajo pesado, mientras que los componentes de nuestra naturaleza más básica pasaban a un segundo plano. Como decía Damasio, parece que veíamos el cerebro como algo dividido en una parte de «arriba» y una parte de «abajo». Pero en realidad esa visión no se corresponde con la realidad neuronal: los compartimentos «básicos» resultan tan esenciales como el neocórtex para la toma de decisiones racionales.[6]

Hoy sabemos que la mente y el cuerpo no son fisiológicamente divisibles. La mente —sea lo que sea— es una combinación del cerebro, el cuerpo y el entorno en el que todo ello coexiste. Para Damasio, «las redes críticas en las que se apoyan los sentimientos no solo incluyen las reconocidas series de estructuras conocidas como sistema límbico, sino también algunas de las capas corticales prefrontales y, más significativamente, los sectores cerebrales donde se proyectan e integran señales provenientes del cuerpo».[7]

Dichas señales, que constituyen la respuesta fisiológica del cuerpo a la experiencia, nos informan acerca de si algo es bueno o malo, seguro o amenazador. Damasio denomina a este tipo de respuestas —por ejemplo, un aumento del ritmo cardiaco cuando nos sentimos ansiosos— «marcadores somáticos», y sostiene que son indispensables para la toma de decisiones.[8] De hecho, cuanto más sabemos del cerebro, más evidente resulta que las emociones influyen necesariamente en nuestra forma de pensar. Sin preferencias ni sentimientos, nuestra mente tendría que barajar numerosas opciones sin que ninguna de ellas pareciera mejor que otra.[9]

En el caso de Elliot, la conexión neuronal entre cognición y emoción se había visto interrumpida de algún modo. Elliot podía razonar, pero sus decisiones no tenían trascendencia en la vida real. Al igual que la memoria perfecta de Funes le impedía dar sentido a sus experiencias, la incapacidad de Elliot para responder emocionalmente a una experiencia le imposibilitaba asignarle valor. No podía completar nada ni comprometerse con nada porque ninguna tarea o persona era más importante que otra.

Aunque Min habría suspendido las pruebas cognitivas que Elliot superó con éxito, en general se desenvolvía mejor en la vida precisamente porque, a diferencia de él, ella podía *sentir* cómo solventar una situación. Al contar con marcadores somáticos que la guiaban, no se dejaba enredar. Si acaso, era ella la que enredaba a otros, utilizando estrategias emocionales que le habían servido en el pasado.

Si el exceso de emociones llevaba a Min a recelar de la gente, su ausencia hacía que Elliot confiara en personas que no dudarían en traicionarlo. En ninguno de los dos casos, sin embargo, sus respectivos modos de comportamiento irracional se consideraban problemas neurológicos. Como Elliot parecía una persona inteligente y «espabilada», su comportamiento hacía creer a la gente que todo le daba igual y que era perezoso y obcecado. A Min, en cambio, la veían como una persona mezquina, alborotadora e impetuosa, dado que su firmeza y su determinación no parecían fruto de una mente que estuviera perdiendo fuelle.

Cuando Julia corrió a casa después de que Min enredara a la auxiliar para que se fuera, tuvieron una discusión.

¿Acaso Min no se daba cuenta de que estaba haciendo perder tiempo y energía a Julia? ¿No le había dicho ella una y otra vez lo difícil que era conseguir ayuda? ¿Es que no sabía cuánto tiempo hacía que Julia no salía y hacía algo sola? Min se negó a escuchar. Ella era la agraviada. Ella era la que había sido abandonada por una nieta desagradecida, una persona demasiado egoísta para pasar el día con su abuela.

Al llegar a ese punto, Julia se marchó, dejando sola a su abuela.

Cuando me lo contó, Julia se mostraba arrepentida. Arrepentida por su arrebato, por su enfado y por haber abandonado a su abuela, aunque fuera de forma temporal. Lo que debía hacer —me dijo con seriedad— era aprender a prescindir de sus emociones.

Por más que Julia creyera que las emociones le nublaban el juicio, para mí su enfado de aquel día era una señal de alarma adaptativa que le avisaba de que estaba llegando al límite de sus fuerzas. Era la culminación de toda una vida de incidentes en los que se había sentido controlada por su abuela, y sobre los que había guardado silencio. Al marcharse y dejar sola a Min estaba anteponiendo su propio bienestar a las necesidades de su abuela, y, lejos de interferir con la razón, la ira la ayudó finalmente a establecer un límite. Yo la tranquilicé diciéndole que el hecho de estar enfadada no hacía de ella una mala persona, sino que era una respuesta sana a una situación malsana.

Puesto que los marcadores somáticos de Min permanecían intactos, lo mismo ocurría con su sentido del bien y del mal. Cuando se sentía contrariada, maltratada o tratada con condescendencia, sus antenas emocionales vibraban y ella respondía tanto de forma enérgica como sutil. Esa conciencia emocional, exacerbada por el alzhéimer, impedía a Julia ver a Min como una persona afectada por la enfermedad. Y cuando discutían, los propios marcadores somáticos de Julia le hacían creer que seguía estando en presencia de aquella mujer formidable a la que tenía que complacer, a la que tenía que demostrar que era digna de su confianza y de su amor.

Los profesionales sanitarios suelen bromear diciendo que nunca han ganado una discusión con un enfermo de alzhéimer. De ello se desprende, obviamente, que tales discusiones son inútiles porque los pacientes no pueden seguir nuestra lógica. Pero lo que la gente no suele mencionar es que discutir también resulta inevitable. Discutimos con nuestros pacientes no porque no podamos aceptar sus limitaciones, sus puntos débiles, sino porque sus puntos fuertes nos provocan a la vez que nos motivan. Los pacientes pueden ser muy hábiles a la hora de defenderse, esgrimiendo una refutación tras otra aun después de haber perdido el hilo de una discusión. Y ello justamente porque se dejan llevar por las emociones.

Paul Slovic, un investigador que estudia nuestros sesgos y procesos de toma de decisiones, explica que todos tenemos tendencia a tomar atajos emocionales cuando tomamos decisiones. De manera implícita, la pregunta «¿Qué pienso?» se ve reemplazada en nuestra mente por «¿Cómo me siento?». Esto se conoce como *heurística de la afectividad*.[10] Haciendo un guiño a Damasio, Slovic postula que nuestras evaluaciones emocionales y estados físicos están interrelacionados, y que ambos son indicadores clave de los procesos decisorios. Dado que todos nos sentimos inclinados a guiarnos por nuestros sentimientos, tendemos a ver el comportamiento emocional de los pacientes con demencia como algo normal, sobre todo cuando discuten con nosotros, puesto que ellos, como nosotros, siguen guiándose por sus emociones. Y como esas heurísticas no desaparecen cuando surge la demencia (si acaso, se vuelven más útiles), el hilo emocional de sus discusiones tampoco cambia necesariamente.

De hecho, a veces el alzhéimer puede hacer que los pacientes parezcan más formidables aún. Libre de las trabas del contexto y de la lógica, Min gozaba ahora de algo envidiable: seguridad. Y esa sensación de seguridad, que era tanto un rasgo de su personalidad como un producto del alzhéimer, era el motor de sus discusiones. O bien olvidaba de inmediato los hechos incómodos, o bien era incapaz de procesarlos, por lo que sus irrazonables exigencias parecían emanar de una mujer fuerte, por más que obstinada, y no de la víctima de un trastorno mental.

Entonces, si la razón pura no existe y las emociones son una parte esencial del razonamiento, ¿cómo podemos distinguir entre el razonamiento incorrecto de un cerebro sano y el razonamiento alterado de uno dañado? No es de extrañar que Julia cuestionara a veces medio en broma que su abuela de verdad tuviera alzhéimer.

Julia estaba desesperada. No quería obedecer cada vez que su abuela la llamaba, pero tampoco quería enfrentarse a la ira de Min, porque cada vez que la acusaba de no ir a verla o de no estar de su parte afloraba en Julia, invariablemente, el miedo a decepcionarla que había marcado toda su vida. Entonces ella se sentía obligada a defenderse, insistiendo en que de hecho iba a verla a menudo. Pero Min interpretaba esa insistencia como una discusión, y las discusiones no eran sino una prueba más de la desobediencia y la traición de Julia.

¿Qué podía hacer ella? Le dije a Julia lo mismo que suelo decirles a otros cuidadores: unas mentirijillas pueden ayudar mucho. Podía prometerle que iría a verla, aunque luego no fuera. Pero a Julia le parecía mal mentir, y además estaba convencida de que su abuela la pillaría.

—Si es importante para ella, se acordará —me aseguró.

Le expliqué que lo primordial para Min no era tanto la verdad como la percepción de sentirse querida. Conseguir que su abuela dejara de enfadarse implicaba aprender a abordar las emociones subyacentes a sus acusaciones. Julia tenía que aprender a «hablar alzhéimer», lo que, desde una perspectiva médica, significa centrarse en los sentimientos del paciente antes que en los hechos, que para este último cambian de un momento a otro.[11]

Aunque Julia entendía a qué me refería, no podía aceptarlo del todo. La idea de renunciar a la verdad a la hora de tratar con un ser querido no resulta fácil. Yo no sabía muy bien qué decirle. ¿Cómo podía conseguir que Julia dejara de sentirse incompetente y culpable si se creía todo lo que le decía su abuela?

Todavía seguía dándole vueltas al asunto cuando Julia me invitó a acompañarlas a Min y a ella en la celebración del Año Nuevo chino. Acepté encantada, con la esperanza de que la invitación me brindara la oportunidad de demostrar que las convicciones de Min eran tan volubles como su estado anímico.

El día señalado, me vestí de rojo (que en China se considera un color que da buena suerte) y llevé un gran pastel de café, naranjas y *jiaozi*, una especie de raviolis que también se asocian a la buena fortuna. Mientras viajaba nerviosa en el metro hacia Queens me pregunté cómo me recibiría Min: no tenía ni idea. Quizá me viera como una intrusa más, y eso no haría sino empeorar las cosas para Julia. Por fortuna, me recibió con un fuerte abrazo y enseguida empezó a hurgar en la cesta de comida. «Esto es demasiado», comentó, visiblemente satisfecha, e insistió en que nos comiéramos de inmediato el pastel de café. Preparó una tetera y me dio un sobrecito rojo con dinero dentro, un obsequio tradicional propio del Año Nuevo chino. Parecía encantada cuando acepté el sobre, agradecida.

Min era una mujer menuda y frágil, pero todavía se conservaba ágil. Si a Damasio le había desarmado la compostura de Elliot, a mí me cautivó la sintonía emocional que parecía mostrar. Reaccionaba divertida cuando yo lo hacía y animaba a Julia a explicarme cualquier cosa que despertara mi curiosidad. Como anfitriona irradiaba calidez, y sus ojos rebosaban determinación. El hecho de que no habláramos el mismo idioma no era un impedimento. Incluso cuando Julia se tomaba un respiro y dejaba de traducir, Min y yo gesticulábamos con vehemencia y parecíamos entendernos. Era como cualquier abuela, deseosa de alimentar a sus invitados y ávida de presumir de sus nietos.

En mitad de todo aquel alboroto, Julia parecía avergonzada e incómoda, pero yo le aseguré que estaba acostumbrada a ser maltratada por ancianos inmigrantes de pequeña estatura; en mi caso, judíos rusos. Por entonces había estado con suficientes pacientes con demencia para ser consciente de su capacidad de alternar entre la confusión y la amabilidad, lo que a veces los hacía parecer seductoramente «espabilados». Lo que no esperaba, en cambio, era lo entrañable que me iba a resultar Min o la facilidad con la que iba a conquistarme con su evidente afecto por Julia, a la que tocaba, besaba y acariciaba a la menor oportunidad. En un momento dado se cogieron del brazo, casi fundidas la una con la otra.

Mirándolas, comenté lo feliz que parecía Julia.

—Sí —respondió esta radiante—. Ella es mi pequeño ravioli, mi pequeño malvavisco. Tiene su propia sonrisa para mí, una «sonrisa hogareña».

A medida que transcurría la noche, me sentía cada vez más afectada por el dilema de Julia. ¿Cómo podía distanciarse de una relación que resultaba tan cariñosa y tranquilizadora como malsana? Al verlas juntas, no pude menos que sentirme culpable por lo que estaba a punto de hacer. Aun así, decidí preguntarle a Min con qué frecuencia iba Julia a verla y se quedaba a dormir. Julia me dedicó una sonrisa nerviosa, pero tradujo diligentemente mi pregunta.

Min respondió:

—Casi cada día.

Acto seguido le cogió la mano a Julia. Esta pareció sorprendida.

Entonces le pregunté a Min si la ayudaba alguien más. Ella miró a Julia y me dijo:

—Nos ayudamos la una a la otra.

—Pero ¿no tienes a nadie más? —pregunté.

—No —respondió ella con decisión.

Julia le dio un codazo a su abuela:

—¿Y las auxiliares?

—¡Ah! —exclamó Min, como si acabara de acordarse—. Son muy majas.

Julia se rio y le preguntó si estaba segura. Min se encogió de hombros y dijo que, aunque no las necesitaba, eran mujeres decentes y profesionales. Julia volvió a parecer sorprendida. Me explicó que aquello era típico de Min cuando estaba de buen humor. Luego añadió que, cuando estaba de malas, creía que todo el mundo estaba en su contra.

Justo cuando yo me decía a mí misma lo bien que estaba yendo aquella pequeña demostración, Julia le cogió la mano a Min. Hablaron en voz baja unos segundos. Luego Julia, con lágrimas en los ojos, me contó lo que le había dicho su abuela:

—En nuestra próxima vida vendré a buscarte. Estaremos juntas y te cuidaré siempre.

Pude ver que Julia creía que, de alguna manera, su abuela comprendía que ella era la única persona que estaba a su lado. Al verlas juntas, de pronto reparé en su parecido. No es que sus rasgos fueran similares, pero sus rostros expresaban melancolía y satisfacción al mismo tiempo. ¿Era el momento de recordarle a Julia que creyera solo a *esta* Min y no a la Min paranoica que podía resurgir en cualquier momento? Verlas a las dos así juntas me indicó que seguramente yo no tendría más éxito a la hora de convencer a Julia de que dejara de creer siempre a su abuela del que podría tener la propia Julia a la hora de convencer a Min sobre la frecuencia con la que iba a verla.

Normalmente esperamos que la mente «sana» sea razonable en cuanto a lo que creemos y dejamos de creer. Pero las creencias están intrínsecamente ligadas a los sentimientos, y lo que sentimos a menudo depende de lo que sienten los demás.[12] Cuando Min se sentía bien, Julia también; y cuando Min le decía cosas agradables, Julia la creía sin reservas. De manera similar, cuando Min se sentía inquieta o desconfiada, lo mismo le ocurría a Julia. Y, por desgracia, todas las cosas desagradables de las que Min la acusaba alimentaban la convicción de Julia de que no estaba haciendo lo suficiente por su abuela.

Julia creía a Min porque la mente está configurada para creer; de hecho, creer es un acto automático.[13] Procesamos y comprendemos las proposiciones asumiendo de entrada que son ciertas. Lo hacemos porque para el cerebro resulta más fácil aceptar una proposición que cuestionarla; de ahí nuestra predisposición a tomamos al pie de la letra lo que dice la gente.[14] Y aun cuando los cuidadores saben que sus seres queridos tienen demencia, aun cuando saben que no deberían creer lo que dicen sus cónyuges, padres o abuelos, no pueden evitar hacerlo.

¡Qué bien entiendo esa credulidad! Durante el año que pasé con el señor Kessler también yo, pese a estar mejor informada sobre el tema, creí lo que me decía, incluso cuando me prometía que no encendería los fuegos de la cocina ni saldría de casa solo. Y si ya había dejado de creer en las promesas de los pacientes cuando conocí a Julia, no era porque me hubiera vuelto más sabia, sino solo porque yo no era una persona próxima a aquella paciente en concreto, a Min. Pero Julia no podía permitirse ese lujo: ella estaba más unida a su abuela de lo que nadie podría estarlo.

Aquella noche, mientras volvía a casa en metro, comprendí que yo también anhelaba una realidad que estaba reñida con los hechos. Quería que Julia no se tomara a pecho las acusaciones de Min. Quería que analizara la situación de forma lógica, que afrontara la realidad para ahorrarse sufrimiento.

Pero eso resultaba presuntuoso por mi parte. La Min que le mostraba afecto y amabilidad a Julia no era menos real que la Min que le gritaba y se burlaba de ella. ¿Cómo podía pedirle a Julia que eligiera a qué Min creer? Descartar a una implicaría descartar a la otra. Para Julia, Min no estaba hecha de diferentes partes, unas más fiables que otras. Cuando nos relacionamos con personas a las que conocemos y queremos, percibimos la presencia de un yo esencial, no de un cerebro fracturado en el que podemos confiar solo a ratos.

Creer a Min, por más que eso le provocara angustia y sentimiento de culpa, podría parecer un error de juicio por parte de Julia; pero, como he tenido ocasión de aprender con los años, lo que podría parecer irracional y autodestructivo a los extraños en realidad puede ser una razonable solución de compromiso para los cuidadores. La aflicción que sentía Julia al tomarse a pecho las palabras hirientes de Min seguía resultando menos dolorosa para ella que ver a su abuela como alguien cuyas palabras debía ignorar ahora y siempre. ¿Cómo podría yo, que no tenía ningún vínculo con Min, determinar lo que era o no razonable para Julia?

9. ¡Ay, humanidad!
Por qué no atribuimos intencionalidad al comportamiento de los pacientes

A veces los cuidadores me preguntan qué libros podrían ayudarles a entender lo que están viviendo. Generalmente piensan en las diversas guías que ofrecen consejos prácticos. No tengo ningún problema en recomendar este tipo de libros, al igual que algunas novelas y relatos que tratan específicamente sobre el alzhéimer y otras demencias. Pero, en mi opinión, no es precisamente la bibliografía sobre la demencia la que mejor capta la tensión existencial, la extraña naturaleza y el mundo insólito y a la vez corriente de la enfermedad. Antes bien, son las obras de ficción que abordan de forma indirecta los problemas de la existencia, realzando y distorsionando ligeramente la realidad, las que parecen condensar la experiencia del cuidador.

Consideremos la triste y extraña dinámica que se da entre lo que podríamos considerar un cuidador y un paciente, por así decirlo, en el relato «Bartleby, el escribiente» de Herman Melville.[1] En esta historia, ambientada en torno al año 1853, un anciano abogado de Wall Street decide contratar a un nuevo escribiente para copiar documentos legales. Pone un anuncio, y una mañana encuentra en la puerta de su oficina a «un joven inmóvil» cuya figura le parece «pálidamente pulcra, lastimosamente respetable, irremediablemente desamparada».[2]

Al principio, Bartleby resulta ser una auténtica bendición. Discreto, trabajador y constante, copia «a la luz del día y a la luz de las velas..., en silencio, pálidamente, mecánicamente».[3] Pero un día, cuando el narrador del relato le pide que examine un breve documento, Bartleby responde: «Preferiría no hacerlo». El narrador se queda perplejo. Repite la petición, pero obtiene la misma respuesta. Como Bartleby no muestra emoción alguna ni el menor signo de impertinencia, su jefe le perdona su insubordinación. Al cabo de unos días vuelve a pedirle que realice una tarea, y una vez más Bartleby se niega cortésmente: «Prefiero no hacerlo», dice con voz tranquila.

Cualquier otro —nos asegura el narrador— habría sido despedido de manera fulminante. «Pero había algo en Bartleby que no solo me desarmaba extrañamente, sino que además me conmovía y me desconcertaba de una manera asombrosa».[4]

¿Quién es este hombre tan peculiar que se niega a atender las razonables peticiones de su cada vez más desconcertado jefe? Lo ignoramos, dado que el narrador no sabe nada de él, salvo que no tiene casa. Aunque ahora Bartleby ha dejado de trabajar, permanece en su sitio, mirando por la ventana a una pared de ladrillos. El narrador no sabe qué hacer. Sus otros empleados se sienten cada vez más molestos, y los clientes empiezan a extrañarse. Pero sus súplicas no hacen mella en él. Así que le da un plazo de seis días para que se vaya. Al sexto día, sin embargo, Bartleby sigue allí. Debatiéndose entre la impaciencia, la irritación y la incredulidad, el narrador recurre al fin a una solución desesperada: en lugar de echar a Bartleby de su oficina, trasladará su bufete a otro edificio, librándose así del problema de Bartleby.

El narrador se va; Bartleby se queda. Un tiempo después, el narrador se entera de que Bartleby ha sido desahuciado, pero sigue merodeando por el edificio. Corre a su antigua oficina y suplica a Bartleby que se vaya; incluso se ofrece a llevárselo consigo a casa. Pero Bartleby prefiere no moverse. ¿Qué hace el narrador entonces? Decide tomarse unas vacaciones: no puede entenderse ni tratar con un hombre que prefiere resueltamente no cuidar de sí mismo.

Aunque el narrador no sepa qué hacer con Bartleby, no han faltado críticos que creían saberlo.[5] Para algunos lectores, Bartleby es una estoica víctima del capitalismo; para otros, un artista rebelde maltratado por una cultura burguesa; para otros, una figura crística enviada para redimir a su mundano y materialista jefe. ¿O tal vez sea un símbolo de la soledad en un universo absurdo y sin sentido, cuya presencia refleja en concreto el aislamiento de la sociedad estadounidense?

En nuestra cultura contemporánea, siempre presta al diagnóstico, a Bartleby se le atribuiría una enfermedad mental o neurológica. Sin duda, un comportamiento tan desprovisto de afecto, tan pasivo y poco comunicativo, delata un trastorno esquizoide de la personalidad o encaja en un trastorno del espectro autista. Pero ¿no es esta también una forma de hacer más aceptable un misterio, recurriendo al uso de términos con los que estamos familiarizados?

Por más que a muchos lectores y críticos les guste verse reflejados en Bartleby, personalmente me veo más bien como el desventurado narrador. Nada me recuerda de una forma tan visceral a mis días de cuidadora como los desesperados e inútiles esfuerzos del abogado por ayudar al pálido escribiente. Es la desesperación del narrador la que engendra la cómica unilateralidad de su relación, puesto que Bartleby ni solicita ni aprecia su interés. Puede que el narrador tenga dinero y una buena posición, pero es Bartleby quien parece tener el control.

Para mí, su dinámica no es la de un jefe con poder y un trabajador vulnerable, sino la de una mente «normal» y bienintencionada que intenta desesperadamente entender otra mente completamente distinta de la suya. El narrador es tan sincero y apasionado, y está tan decidido a llegar al fondo del comportamiento de Bartleby, que no advierte la futilidad de su *propia* conducta. Y aun cuando comprende que sus preguntas chocarán siempre con el infranqueable «Prefiero no hacerlo» de Bartleby, persiste.

¿Difiere esto mucho del modo como actuamos la mayoría de los cuidadores? Aun sabiendo que no hay una buena respuesta, seguimos preguntando a nuestros pacientes: ¿por qué no me escuchas?; ¿por qué escondes el papel higiénico?; ¿por qué coges porquerías en la calle?; ¿por qué sigues llevando el mismo jersey sucio si te he dejado uno limpio?

En la medida en que «Bartleby, el escribiente» es un relato cómico, absurdo y triste por momentos, a los cuidadores puede resultares inquietantemente familiar. ¿O es que nosotros, como cuidadores, no descargamos nuestra ira pese a ser conscientes de que un ser querido ya ha olvidado la razón por la que estamos enfadados con él o no puede entender lo que le decimos? Aun así, como el narrador de Melville, también persistimos. Qué apropiado resulta, entonces, que dicho narrador —de manera no muy distinta a un cuidador— esté en cierto modo más necesitado que la persona a la que intenta ayudar. Incluso el hecho de que intente hacer el bien le dificulta ver su propia ineficacia. Anda tras Bartleby no solo para obtener respuestas, sino también validación, conexión y, en última instancia, perdón.

En cuanto a los críticos que creen que el narrador está imponiendo normas sociales tiránicas al pobre Bartleby, probablemente nunca se hayan encontrado en una situación similar. Es increíblemente difícil rescatar a alguien de sí mismo sin tratar de imponerle nuestra propia realidad. Como algunos pacientes con demencia, Bartleby, lejos de acceder a ello, se repliega aún más en su propio mundo, lo que suscita la frustración de su jefe a la par que su compasión. Bartleby —reflexiona este— debe de estar terriblemente solo; e imaginando la intensidad de tal soledad, no puede menos que sentir una «melancolía fraternal».[6]

Pero ¿de verdad Bartleby está solo? ¡Quién sabe! Lo único que sabemos es que las suposiciones del narrador revelan más acerca de sí mismo que sobre el escribiente. Por supuesto, la mayoría de nosotros nos identificamos con el narrador porque nuestra mente, como la suya, funciona por deducción; es decir, que siempre estamos buscando razones, motivaciones y creencias para explicar el comportamiento de la gente.[7]

Este asunto de la deducción es tan serio que se inicia ya en una fase temprana de nuestro desarrollo. Pensemos en lo que ocurre cuando le sacamos la lengua a un bebé: lo normal es que él nos la saque a nosotros.[8] Y lo hace porque nuestras «neuronas espejo» reflejan literalmente —como un espejo— el comportamiento de los demás.[9] Si vemos a alguien coger una taza de café, las neuronas espejo representan automáticamente ese movimiento en nuestro cerebro como si nosotros mismos estuviéramos ejecutándolo. Este impulso reflexivo, o «sistema mimético», constituye, de hecho, el primer paso de nuestro cerebro para comprender a otras personas.[10]

Simulamos el comportamiento de los demás no solo con nuestro cerebro, sino también con el resto del organismo. Nos estremecemos cuando alguien sufre un sobresalto y nos encogemos cuando se humilla al prójimo. Sentimos literalmente el dolor de otros, porque nuestro sistema nervioso automático reacciona ante su sufrimiento.[11] Aunque no nos demos cuenta, nuestros rostros se afanan en copiar las reacciones de los demás[12] (en este sentido, resulta revelador el hecho de que a las personas que se inyectan bótox no se les dé tan bien detectar y comprender las emociones, justamente porque sus músculos faciales no pueden imitar las expresiones ajenas).[13] Si tomamos analgésicos —lo que, como hemos visto, contribuye a aliviar el dolor social—, tenderemos a mostrar menor empatía ante las manifestaciones de rechazo o de malestar del prójimo.[14] Esa misma reflexividad automática que posibilita la empatía puede llegar a resultar problemática para muchos cuidadores.

Cierta cuidadora, a la que llamaré Shelley, me contó que apenas puede mirar a su madre cuando esta intenta leer un libro o una revista. Antaño una brillante profesora y una lectora voraz, ahora su madre parece perdida y triste mientras pasa una página tras otra. «No puedo ni imaginar lo que siente mi madre», me confesó Shelley en varias ocasiones. Ciertamente *no puede* imaginarlo. Pero tampoco puede menos que intentar sentir lo que está experimentando su madre. En cuanto la percibe triste, sus neuronas espejo no solo simulan esta tristeza, sino que le hacen sentir que ambas comparten una emoción idéntica.

Ella no es ni mucho menos la única que siente lo que los psicólogos denominan «contagio emocional»,[15] que es un subproducto de nuestro sistema mimético.[16] Aunque la empatía parece un elemento esencial en la prestación de cuidados, como señala el psicólogo Paul Bloom, también puede suscitar un inesperado inconveniente.[17] Dado que el egocentrismo está «encarnado» en nuestro organismo, nuestra comprensión de los demás empieza por nosotros mismos; y el dolor que sentimos automáticamente en respuesta a lo que percibimos como dolor ajeno puede engañarnos y hacernos creer que comprendemos ese dolor. Pero la verdad es que no sabemos si es así. Puede que Shelley creyera entender lo que sentía su madre, pero ¿estaba en lo cierto? ¿Su madre sufría del mismo modo en que su hija sufría por ella? ¿Hasta qué punto tenía la capacidad de apreciar lo que había perdido? ¿Y cuánto tardaba en sentir otra cosa distinta mientras su hija seguía sumida en la tristeza?

Reflejar el comportamiento de otras personas es solo uno de los mecanismos que tiene el cerebro para entender al prójimo. Otra vía, algo más sofisticada, es la que recurre al razonamiento social. Los psicólogos lo llaman «lectura mental», un concepto que hace referencia a la tendencia a buscar intenciones, deseos y creencias a la hora de descifrar la conducta ajena.[18] La «lectura mental» es algo tan inherente a nosotros que apenas ejercemos control sobre cómo o cuándo se activa. En un elegante experimento con figuras geométricas ideado por los psicólogos Fritz Heider y Marianne Simmel (que reveló el que pasaría a conocerse como efecto Heider-Simmel), se pidió a los sujetos que observaran diversas figuras que se movían al azar en una pantalla blanca.[19] Resultó que los sujetos no se limitaban a observar de forma pasiva. Al cabo de un rato empezaban a ver cómo se desarrollaba una historia, y las figuras que se movían al azar se convertían en distintos personajes: matones, víctimas, héroes, villanos y demás. Las figuras comenzaban a tener emociones, prioridades e intenciones.

Años después, cuando los científicos pudieron recurrir a la resonancia magnética cerebral, reprodujeron el experimento y observaron que la visión de las figuras de la pantalla activaba las regiones relacionadas con la lectura mental del córtex prefrontal medial, el córtex prefrontal dorsomedial, la unión temporoparietal y el cíngulo posterior.[20]

¿Por qué somos tan «intencionales» y estamos tan dispuestos a atribuir propósitos a una serie de figuras geométricas que se mueven de forma aleatoria? La respuesta tiene que ver con la que probablemente sea la mayor aspiración evolutiva de nuestro cerebro: la predicción.[21] En lo que al cerebro se refiere, no hay ningún rasgo más crucial para la supervivencia que la capacidad de predecir lo que traman otras mentes y por qué. Y dado que la única forma en que podemos hacer predicciones es viendo a los demás como seres dotados de voluntad antes que como ciegos autómatas, intuitivamente les atribuimos propósitos e intenciones.[22] Para el filósofo Daniel Dennett, esta «postura intencional» interpreta «el comportamiento como emanado de un agente racional cuyas acciones son producto de la decisión, la deliberación, la creencia y, sobre todo, la intencionalidad».[23]

Esta intuición es tan apremiante que llegamos al extremo de hablar o, con más frecuencia, gritar a nuestros teléfonos, coches y ordenadores, aunque quizá no por las razones que creemos. Mientras los objetos físicos siguen funcionando de forma predecible, el cerebro los trata como inanimados, pero en cuanto fallan o dejan de cumplir nuestras expectativas se activan las regiones del cerebro relacionadas con la lectura mental y de repente empezamos a creer que estamos viendo objetos que muestran preferencias e intenciones.[24]

Esta propensión a «leer la mente» es la que hace que al narrador de Melville le resulte difícil no atribuir una intencionalidad a la singular apatía de Bartleby. A medida que se desarrolla la historia, no es solo Bartleby quien se sume en una espiral descendente, sino también el propio narrador. Como tantos cuidadores, vacila entre creer que su «paciente» padece un «trastorno innato e incurable» (y, por tanto, hay que mostrarse complaciente con él) y pensar que es simplemente un personaje obstinado y perverso (y, por tanto, es necesario enderezarlo).[25] Pese a creer que Bartleby no tiene mala intención, el narrador también se siente «extrañamente incitado» por él. Sin duda Bartleby sabe lo que hace. Incluso su impresionante pasividad parece intencionada.

Ese es un sentimiento que comparten la mayoría de los cuidadores, quienes, por más que «sepan» que los pacientes no actúan a propósito, perciben lo contrario. ¿Y cómo no iba a ser así? Si los humanos en general atribuimos motivaciones a figuras geométricas, por supuesto que los cuidadores perciben intencionalidad en los pacientes que actúan de forma malhumorada y caprichosa. De hecho, es justamente el comportamiento impredecible de estos (que pasa de la ira a la calma, de la lucidez a la confusión) el que nos predispone a creer que obedece a una mente intencionada y resuelta en lugar de a un cerebro deteriorado. Solo cuando los pacientes devienen sistemáticamente pasivos o dóciles los cuidadores dejan de ver intencionalidad en ellos, lo que facilita de forma natural la aceptación de la enfermedad.

También la proximidad afecta al modo como percibimos las mentes ajenas. Los cinéfilos recordarán sin duda a Orson Welles en *El tercer hombre*, subido a lo alto de una noria en Viena, desde donde observa a una multitud de diminutas figuras que corretean de un lado a otro muy por debajo de él («puntitos», los llama), afirmando que carecen de relevancia alguna (¿qué importa, pues, si la penicilina que les vende está adulterada?). De hecho, cuanto más lejos estamos de otras personas menos probable resulta que nuestro cerebro se dedique a hacer una «lectura mental» de ellas.[26] Por eso para los soldados suele ser mucho menos angustioso matar a la gente a distancia utilizando misiles o drones: no ven mentes, solo cuerpos.

Por supuesto, la mayoría de los cuidadores no pueden permitirse el lujo de distanciarse ni física ni psíquicamente. Quienes sí pueden guardar cierta distancia, como el marido de Lara, Misha (al que conocimos en el capítulo 2), acaban viendo a los pacientes de una forma menos emocional. Dado que Misha no era quien cuidaba de Mila ni soportaba la carga de sus obsesiones, aceptó más fácilmente el alzhéimer. En cuanto supo que estaba enferma veía su enfermedad en lugar de su histrionismo. «Si lo piensas bien, es triste —me dijo Misha un día que Lara y él vinieron juntos—. Para no verla como una persona manipuladora, tuve que dejar de ver a "Mila" y empezar a ver un cerebro enfermo.»

Lara asintió con la cabeza, pero añadió que en su caso ocurría justo lo contrario. Era difícil dejar de tratar a Mila como alguien que sabía lo que hacía. Habría sido lo mismo que reconocer que Mila ya no era —en expresión de Lara— una «persona-persona». Misha y Lara sintetizaban a su manera la paradoja ética a la que nos enfrenta el cuidado de personas con demencia, es decir, la disyuntiva que nos impone su dolencia: personalidad *versus* enfermedad.

Parece cruel que tengamos que elegir, pero es una elección enraizada en nuestra biología. Distintos procesos inconscientes nos hacen ver el mundo físico de forma distinta al mundo mental.[27] Al fin y al cabo, somos criaturas dualistas.[28] Tal como nosotros lo percibimos, el mundo físico obedece a leyes preestablecidas (sean mecánicas o biológicas), mientras que el mundo mental se rige por el libre albedrío.[29] Si queremos predecir el compor-

tamiento de algo mecánico —un reloj, por ejemplo—
solo necesitamos conocer las leyes que lo gobiernan. Sin
embargo, cuando hacemos predicciones sobre otras
mentes presuponemos que poseen libre albedrío y actúan
de manera intencionada. ¿Cómo podemos esperar,
entonces, que los cuidadores repriman este potente instinto social?

Ser capaces de hacerlo podría parecer una bendición.
En efecto, si dejáramos de ver intencionalidad en los
pacientes no los responsabilizaríamos de sus actos y
habría menos discusiones. Pero, por otro lado, podríamos correr el riesgo de incurrir en algo mucho peor.
Cuando dejamos de percibir intencionalidad, las regiones de nuestro cerebro implicadas en el razonamiento
social se desactivan; ya no vemos a los demás como
personas dotadas de mente y los devaluamos como seres
humanos.[30] Es la expresión neurológica de la «deshumanización», y, como cabría esperar, tiene consecuencias
devastadoras.[31]

Meses después de la muerte de Bartleby, el narrador
oye el rumor de que en otro tiempo su escribiente había
trabajado como empleado en la «Oficina de Cartas
Muertas», un organismo público cuya tarea consiste en
deshacerse de las cartas que no llegan a entregarse, dirigidas a personas probablemente fallecidas. El narrador
piensa entonces que el hecho de que Bartleby hubiera
trabajado en un sitio así debía de haberle afectado profundamente. Después de todo, ¿quién no se sentiría
deprimido ante todas aquellas cartas sin destino? En
otras palabras, el narrador sigue intentando explicar el
extraño comportamiento de Bartleby. Todo ello me lleva
a hacer una interpretación distinta de la frase con la que

Melville termina el relato: «¡Ay, Bartleby! ¡Ay, humanidad!».[32] Creo que no solo se refiere al pobre escribiente, como normalmente se supone, sino también al resto de nosotros, los que nos esforzamos al máximo por comprender lo incomprensible.

Dado el egocentrismo de nuestra mente, no debería sorprendernos que las personas se atribuyan más cualidades «humanas» a sí mismas que a los demás.[33] Por la misma razón, mostramos más empatía con aquellos con quienes nos identificamos que con quienes nos resultan extraños.[34] Si el narrador hubiera llegado a aceptar que la mente de Bartleby era realmente distinta de la suya, su impaciencia y enfado ocasionales podrían haberse visto mitigados, pero entonces también habría disminuido su empatía. Lo que seguía inquietando a nuestro narrador era lo mismo que lo impulsaba a ayudar y a sentir que podía hacerlo: la creencia de que él y Bartleby eran esencialmente iguales.

Los cuidadores afrontan una situación análoga. Tienen que ver a los pacientes como lo bastante diferentes de sí mismos para dejar de percibir intencionalidad en ellos, y a la vez lo bastante similares para no perder de vista su humanidad. Es una fina línea por la que resulta casi imposible caminar.

10. Cuando lo correcto es lo incorrecto
Por qué es tan difícil dejar de culpabilizar

Después de diez años dirigiendo grupos de apoyo a cuidadores, todavía siento una oleada de gratitud y asombro cada vez que los participantes se deciden a dar el paso y empiezan a revelar cosas que ni siquiera les contarían a sus amigos más íntimos. El grupo es el espacio donde los cuidadores pueden hallar la comprensión, la compasión y el sentido del humor que tan esquivos les resultan en otras partes, un lugar donde pueden llorar abiertamente e incluso derrumbarse. Tal vez la razón por la que esta confianza mutua siempre me conmueve es que sé lo delicado que es el proceso y con qué rapidez puede desvanecerse la sensación de seguridad.

Estoy pensando concretamente en un hombre de treinta y cinco años de carácter inestable —al que llamaré James Hendley— que se incorporó a mi grupo de adultos mayores.* Aunque me preocupaba que James no

* En los grupos de apoyo lo más importante es la confidencialidad, dado que el propósito es animar a sus miembros a hablar garantizando su privacidad. El lector debe saber, pues, que me he esforzado en disfrazar la identidad de los integrantes de este grupo en concreto. No obstante, he intentado ser fiel tanto a las emociones como a la dinámica que suelen surgir durante las sesiones.

encajara bien porque era más joven que los demás, esperaba que recibiera el apoyo que tan desesperadamente necesitaba de otros cuidadores más experimentados. También esperaba que su causticidad y la vehemencia con la que se expresaba permitieran a los otros miembros acceder a su propia ira, algo que había observado que este grupo en particular era reacio a hacer.

James lidiaba con la enfermedad de su madre, lo que suscitaba en él una enorme amargura y hostilidad, sentimientos que siempre estaba dispuesto a compartir con otros. Sin embargo, lejos de actuar como catarsis, su ira no hacía más que bloquear al resto del grupo. Cada vez que James alzaba la voz, los demás se ponían tensos, se revolvían en sus asientos y desviaban la mirada. Había algo en el desquiciado resentimiento de James y sus repetitivas diatribas que hacía difícil sentir simpatía por él.

En su primera reunión, el grupo se enteró de que la madre de James era una persona desagradable, mezquina, rencorosa y desagradecida. Y a quien le gustaban los juegos psicológicos. Esta última queja llamó la atención del grupo, y el resto de asistentes quiso saber más. Entonces James explicó que en cierta ocasión le había preparado una cena especial a su madre porque ella se lo había pedido, pero cuando se la sirvió su madre se quedó mirando despectivamente la comida y le preguntó: «¿Qué es esto?». James le recordó que era lo que le había pedido, pero ella negó haberlo hecho. Y cuando él insistió en que se la comiera, su madre tiró el plato al suelo.

—¿Veis lo que tengo que aguantar? —protestó James.

Pero el grupo no estaba de acuerdo. Uno tras otro, los demás le recordaron (cosa que yo siempre desaconsejaba) que lo que motivaba la reacción de su madre era la pérdida de memoria y no un presunto juego psicológico.

—Sé que está enferma, pero ¿por qué tiene que tener tan mala intención? —se quejó James a voz en grito.

Normalmente los miembros del grupo se habrían centrado en la tristeza que se ocultaba tras el histrionismo de James, pero su talante malhumorado y agresivo los irritaba. No era mala intención —insistieron—, sino cambios de humor, algo que su madre no podía controlar.

—¡Pues nació con cambios de humor! —replicó James.

En ese momento intervine. Yo quería que el grupo se preocupara menos por el estado emocional de la madre de James y más por cómo eso estaba afectándole a él. Sin molestarse en ocultar su satisfacción, James explicó que no podía tomarse a la ligera los malos tratos de su madre. Cada vez que ella hacía «uno de sus numeritos», él le gritaba. Incluso había llegado a decirle que nadie iba a verla porque «nadie quiere pasar tiempo con una vieja asquerosa».

Cuando James terminó de hablar, tomó la palabra Tom, el miembro más veterano del grupo.

—¿Sabes? —le dijo con voz calmada—, nunca vas a conseguir el reconocimiento que buscas. Tienes que aceptarlo.

James lo fulminó con la mirada, pero Tom prosiguió:

—Lo que tienes que entender es que tu madre no es responsable de sus rabietas. Ella está enferma; tú no. Así que eres tú quien tiene que dejar de jugar.

James no contestó nada y guardó silencio, pero con un gesto tan resentido que aun así logró incomodar al resto. Tal vez la tranquila autoridad de Tom y su veteranía en el grupo habían tocado alguna fibra en el participante más joven. Normalmente, cuando alguien se muestra incómodo o adopta una actitud de reprobación, los demás rectifican, permitiendo que el otro recupere la compostura. Pero esta vez no sucedió así. Lejos de ello, el resto se apresuró a subirse al carro y apoyaron el punto de vista de Tom.

La actitud del grupo era comprensible, pero a mí no me gustaba lo que estaba ocurriendo: los demás estaban utilizando la propia agresividad de James en su contra. Pero cuando intenté redirigir su atención no respondieron. Seguían obsesionados con James, y uno de ellos incluso le sugirió que viera un vídeo educativo sobre la demencia.

—Vale —interrumpí—. Ya basta. Todos esos consejos no ayudan en nada; no estamos aquí para eso. Lo que James necesita de nosotros en este momento no es que le demos una charla sobre el alzhéimer.

Sorprendidos, todos guardaron silencio. Hasta entonces yo nunca había empleado ese tono ni había rechazado una sugerencia de ningún miembro.

Más tarde, cuando regresaba a casa, me reprendí a mí misma. En condiciones normales habría permitido al grupo explorar lo sucedido. Le habría preguntado a James qué sentía al ver que todos los demás se alineaban en su contra, poniendo el acento en lo molestas y despectivas que le debían haber resultado las palabras del grupo. Y habría instado al resto a reflexionar sobre su necesidad de «arreglar» a James en lugar de limitarse a escucharlo. Al no hacerlo, yo había perdido la oportunidad de explorar lo que la ira de James hacia su madre suscitaba en los demás.

Cuando llegué a mi apartamento, unos cuarenta minutos después, me di cuenta de que estaba enfadada de veras, tanto con el grupo como conmigo misma. Yo había hecho lo mismo que ellos con James: me había cerrado en banda. Era la primera vez que sentía por el grupo algo que no fuera afecto.

Aunque podría parecer razonable que el grupo le dijera a James que no debía culpar a su madre por su comportamiento, creo que esto no solo resultaba perjudicial desde una perspectiva clínica —por lo que entraña de crítica implícita—, sino que, de hecho, era pedir demasiado. Al regañar a James, el grupo descartaba (sin saberlo) toda una serie de vulnerabilidades muy reales, propias del cerebro «sano», que desempeñaban un importante papel en el hecho de que James culpara a su madre.

Para ayudarnos a comprender las influencias que afectan al razonamiento moral de nuestro cerebro, consideremos un experimento mental clásico.[1]

Un tranvía fuera de control se dirige directamente hacia un grupo de cinco personas, todas las cuales morirán si el tranvía no se detiene o se desvía. Sin embargo, tenemos la oportunidad de salvarlas. Accionando un interruptor, podemos dirigir el tranvía hacia otra vía, lo que hará que solo muera una persona.

¿Qué haría usted, lector? La mayoría de la gente no duda en decir que pulsaría el interruptor.

Consideremos ahora otra posibilidad: el mismo tranvía descontrolado se dirige de nuevo hacia un grupo de cinco personas, y la única forma de salvarlas es empujar físicamente a una sexta persona desde una pasarela para que su cuerpo detenga su marcha. ¿Lo haría? ¿Sacrificaría una vida para salvar cinco?

Aunque en el caso del interruptor parece obvio que sacrificar a una persona para salvar a muchas es lo correcto, en el caso de la pasarela la misma decisión se nos antoja moralmente incorrecta. ¿Por qué, si el resultado final es el mismo? Podemos encontrar una pista en los correlatos neuronales de cada respuesta.

En 2001, el filósofo y neurocientífico Joshua D. Greene y sus colegas utilizaron la resonancia magnética funcional para observar lo que ocurre cuando las personas razonan en torno a determinados dilemas morales. En uno de los experimentos que realizaron, accionar el interruptor activaba sistemas *cognitivos* (como la memoria de trabajo y las regiones cerebrales dorsolateral, prefrontal y parietal), mientras que el caso de la pasarela activaba las regiones *socioemocionales* del cerebro (el giro frontal medio, el giro cingulado posterior y el surco temporal superior bilateral).[2] A Kant, que creía que las emociones eran independientes del razonamiento moral, no le habría gustado mucho saber hasta qué punto intervienen a la hora de tomar decisiones morales.[3]

Y, sin embargo, los humanos tendemos a ser kantianos en ese aspecto: nuestras intuiciones —plasmadas en arraigados sistemas sociales y jurídicos— encarnan la creencia de que los juicios morales se derivan de un razonamiento objetivo y «superior». Guiados por esta creencia, los demás miembros del grupo estaban convencidos de que a James sus emociones le impedían emplear la razón para hacer lo que era moralmente correcto. Bastaba con que las dejara a un lado para comprender que los responsables de la «mala conducta» de su madre eran los déficits neuronales. Sin embargo, esta creencia pasa por alto un hecho fundamental. Las investigaciones más recientes en neurociencia afectiva revelan que las emociones no solo guían nuestras decisiones automáticas; también son esenciales en los procesos de toma de decisiones de naturaleza moral.[4]

En realidad, dichos procesos no son tan «especiales» o «evolucionados» como creemos. Partiendo de la teoría de los marcadores somáticos de Damasio, el psicólogo social Jonathan Haidt propone un modelo «intuicionista social» según el cual las emociones y su «automaticidad» —es decir, su papel en las decisiones rápidas, intuitivas e inconscientes— resultan ser de hecho *más* esenciales para la adopción de decisiones morales que nuestra cognición, de naturaleza más lenta y deliberada.[5] Este punto de vista constituye una atrevida refutación a la visión racionalista tradicional de la moralidad como producto de un razonamiento consciente y sofisticado, lo que a menudo se considera la etapa más avanzada del desarrollo humano.[6] El intuicionismo social postula que el pensamiento moral está influenciado por nuestras emociones e instintos, y que solo en una fase posterior la razón racionaliza esas decisiones de base emocional. Como señala de manera elocuente Haidt: «Las emociones son las que, de hecho, dirigen el templo de la moralidad..., el razonamiento moral es en realidad solo un sirviente disfrazado de sumo sacerdote».[7]

La idea de que las emociones determinan nuestras posturas éticas y morales resulta difícil de aceptar. Pero puede que el primatólogo Frans de Waal nos ayude a comprenderlo. De Waal adopta un enfoque «ascendente» del

tema y afirma que la moral humana evolucionó a partir
de los sistemas de apego comunes a todos los primates
y mamíferos.[8] Eso no debería sorprendernos, dado que
la biología es esencialmente «económica» por naturaleza y, como muchos procesos complejos, nuestro sentido
moral se basa en respuestas ya existentes en los mamíferos en general. Nuestra percepción de lo correcto y lo
incorrecto emana, pues, de los mismos instintos innatos
y automáticos del resto de mamíferos. También estos
tienden a favorecer la cooperación y exhiben una mayor
o menor tendencia a la justicia, así como desaprobación
ante las transgresiones sociales de otros mamíferos.[9]

Aun sin poseer un «razonamiento superior», muchos
mamíferos participan en interacciones complejas, ate-
niéndose a un contrato social implícito que incorpora la
ira, la gratitud, la repugnancia, los celos, la alegría y el
miedo.[10] De hecho, los animales incluso encuentran formas de corregir comportamientos que violan las normas
sociales, como la injusticia o la falta de cooperación.

Eso no implica que las emociones gobiernen *siempre*
tales decisiones. Joshua D. Greene y otros han postulado
la teoría del «proceso dual» de la moralidad, según la
cual las diversas situaciones influyen en el grado en el
que entran en juego las emociones o la cognición.[11] En
situaciones que se perciben como «personales» —como
empujar físicamente a alguien hacia la muerte— se activan las regiones de procesamiento *socioemocional* del
cerebro, lo que hace que matar nos parezca incorrecto
aunque sea por un bien mayor. Si, por el contrario, un
dilema moral no se percibe como algo personal —matar
a alguien en aras de un bien mayor simplemente presio-
nando un interruptor—, son las regiones *cognitivas* del

cerebro las que se activan; entonces la idea de matar se convierte en una cuestión de cálculo y, por ende, resulta más fácil de justificar.

Puede que el lector se pregunte de qué puede servirle esta investigación a un cuidador cuyo cónyuge o progenitor se comporta mal o de forma grosera. Los cuidadores como James nos dirían que las transgresiones de su pariente les parecen muy personales. Como hemos visto, cuanto más próximos estamos a alguien, más se «activa» nuestro razonamiento social y más percibimos su mal comportamiento como una infracción moral. ¿Y cómo no íbamos a experimentar como algo personal las transgresiones morales de un ser querido?

Para apreciar plenamente el dilema del cuidador, primero tenemos que comprender lo que ocurre en el cerebro del paciente. Las personas con demencia siguen manteniendo cierta capacidad de razonamiento moral y son muy sensibles a la diferencia que perciben entre el trato que se les da y el modo como creen que se les debería tratar. Se sienten agraviadas si se consideran menospreciadas, rechazadas o abandonadas. La madre de James, por ejemplo, acusaba a su hijo de portarse mal con ella, mientras que él, según el grupo, debía abstenerse de emitir juicios morales.

En otras palabras, la incapacidad de James de pasar por alto las transgresiones de su madre se debía a la «automaticidad» del sistema 1 de Kahneman, el de pensamiento rápido. Puede que James entendiera que su madre estaba enferma, pero la conciencia conceptual (sistema 2) no siempre logra frenar la ira o la formulación de juicios (sistema 1). Aun así, parece razonable preguntarse por qué el cerebro «sano» de James, cuya función ejecutiva no estaba deteriorada, no era capaz de evitar culparla. La respuesta es que aceptar una infracción moral tal como una injusticia requiere mucho autocontrol, y el autocontrol, como ya se ha dicho, es un recurso limitado.[12] Conforme la demencia inflige una injusticia tras otra, los cuidadores soportan una carga cognitiva cada vez más pesada. En la práctica, la propia capacidad de autocontrol de James también se había visto comprometida.

Nos gusta pensar que juzgamos las acciones de la gente en función de su estado mental. Sin duda, cuando el comportamiento de una persona es fruto de un accidente o de circunstancias ajenas a su control deberíamos tenerlo en cuenta antes de juzgarla. Pero, por lo visto, los seres humanos no somos tan imparciales. Cuando nos parece que la conducta de una persona está fuera de lugar, lo primero que hacemos es juzgarla. Es decir, que tendemos automáticamente a ver intencionalidad en un comportamiento moralmente problemático *sea cual sea* su causa.[13] ¡Qué injusto resulta, pues, que se espere que los cuidadores se resistan a ver intencionalidad en los mismos comportamientos que desencadenan ese impulso!

En el caso de James, el grupo sencillamente daba la que consideraba una respuesta razonable: no puedes culpar a alguien de su comportamiento si una enfermedad influye en él. Sin saberlo, los miembros estaban tomando partido en un antiguo debate filosófico en torno al determinismo y la responsabilidad moral. Adoptaban intuitivamente la que se conoce como postura «incompatibilista», que sostiene que a las personas que viven en un universo determinista no se las puede con-

CUANDO LO CORRECTO ES LO INCORRECTO 195

siderar moralmente responsables de sus actos.[14] Por su parte, la postura «compatibilista», representada involuntariamente por James, sostiene que el libre albedrío y la responsabilidad moral son independientes, y que la ausencia del primero no nos exime de culpa. Aunque la demencia no crea necesariamente un universo determinista para el paciente, sí puede afectar a su comportamiento, por lo que en este caso la postura incompatibilista parece tener más sentido.[15] Aun así, muchos cuidadores, como James, siguen culpando a los pacientes por conductas que estos no pueden controlar.

Un experimento realizado por los filósofos Shaun Nichols y Joshua Knobe arroja más luz acerca de por qué James y el resto del grupo tenían opiniones distintas. Nichols y Knobe idearon dos escenarios hipotéticos para poner a prueba nuestras intuiciones sobre la responsabilidad moral.[16] En el primero de ellos, una situación «abstracta», se pidió a los sujetos que leyeran un texto sobre un mundo en el que las decisiones de las personas estaban predeterminadas. Cuando se les preguntó si a los habitantes de ese mundo debía hacérselos moralmente responsables de su comportamiento, los sujetos adoptaron casi de forma unánime la visión incompatibilista y respondieron que no.

A continuación se planteó a los sujetos una situación «concreta» en la que se les pedía que imaginaran el mismo mundo predeterminado, pero incluyendo ahora a un hombre llamado Bill. Bill se había encaprichado de su secretaria y había decidido que su mujer y sus tres hijos eran un obstáculo para su felicidad, así que prendió fuego a su casa, sabiendo que su familia moriría en el incendio. Fuera o no determinista el mundo en el que vivía, los sujetos lo consideraron moralmente responsable de lo que había hecho y lo condenaron por ello.

Teniendo en cuenta el primer escenario, es fácil entender la reacción del grupo ante el comportamiento de James: al fin y al cabo, para ellos su madre era una abstracción, una mujer mayor y vulnerable que vivía en un universo en el que la capacidad de decisión se veía limitada por el alzhéimer. En cambio, para James, no podía haber nada más «concreto» que su madre, de modo que lógicamente adoptaba la postura compatibilista y la hacía responsable de sus actos.

La lección que cabe extraer de los dos escenarios planteados por Nichols y Knobe es que, más que por lo predeterminado que pueda estar el comportamiento, la responsabilidad moral se define por cómo lo *percibimos* nosotros. Y como las emociones desempeñan un papel tan esencial —por más que involuntario— en nuestros juicios morales, es mucho más probable que optemos por acusar y castigar cuando nos sentimos emocionalmente provocados por otros. ¿Y quién mejor para provocar emociones en nosotros que nuestra propia familia?

Pensando en este estudio y en otros similares, me habría gustado que el grupo hubiera comprendido mejor a qué se enfrentaba el cerebro de James. Pero ¿eso habría cambiado necesariamente su opinión? Según la filósofa Adina Roskies, es muy probable que ni los avances de la neurociencia ni nuestra visión cada vez más mecanicista del cerebro influyan en nuestros juicios morales.[17] El conocimiento explícito del funcionamiento del cerebro no es rival para sus intuiciones, y algunas de nuestras intuiciones más firmes implican la creencia en el libre albedrío y la responsabilidad moral. A primera vista, esto podría parecer desalentador. ¿Estamos condenados para siempre a culpabilizar a la gente, especialmente a nuestros allegados, sin importar las razones de su comportamiento?

En *El cerebro ético*, Michael Gazzaniga contempla nuestro instinto de responsabilizar al prójimo de sus actos desde una perspectiva distinta. A diferencia del libre albedrío —sostiene Gazzaniga—, la responsabilidad moral no reside *en* el cerebro, sino en la relación entre personas, entre mentes. Es un rasgo comunitario incorporado a la sociedad.[18] Por lo tanto, la responsabilidad moral no existe simplemente para culpabilizar a otros: es una expectativa que vinculamos a otras mentes; es lo que les da valor, al tiempo que fomenta la reciprocidad. Como veíamos en el capítulo 5, habitualmente asociamos la naturaleza «real» de las personas a su núcleo moral; de manera que, cuando aceptamos que alguien ya no es moralmente responsable de sus actos, tendemos a devaluarlo como ser humano.

Esta deshumanización, obviamente, constituye también uno de los principales objetivos de la propaganda. Como afirma Paul Bloom, la propaganda se utiliza para invalidar la valía moral de ciertas personas, facilitando así su rechazo y eliminación.[19] Históricamente, los tópicos de la propaganda racista y antisemita han distorsionado diversos rasgos humanos para transmitir una apariencia brutal o animaloide, suscitando así repugnancia.[20] Para Bloom, resulta mucho mejor estrategia recurrir a la repugnancia que al odio, porque la primera juega con nuestras intuiciones relativas a la dicotomía mente-cuerpo, haciéndonos ver a otro ser humano como una cosa antes que como una persona con una mente. En efecto, la propaganda elude las regiones socioemocionales del cerebro que nos ayudan a sentir responsabilidad moral hacia otras mentes. Y sin esa activación neuronal, las transgresiones personales no comportan la angustia emocional que normalmente llevarían aparejada.

Cuando dejamos de ver a otras mentes como moralmente responsables, corremos el riesgo de deshumanizarlas. Lo que mi grupo de apoyo pasaba por alto, como hice yo misma en un primer momento, era que la renuncia de James a dejar de culpabilizar a su madre era una forma de reafirmar el estatus moral de esta.[21] Él quería que su madre siguiera siendo la misma contrincante cascarrabias de siempre, una mujer que sabía lo que hacía. Aceptar otra cosa, aceptar que ya no era moralmente responsable, habría significado renunciar a quien era. De modo que, a la par que James culpaba a su madre de tal o cual ofensa, también se aferraba desesperadamente a ella.

Pero ¿por qué aferrarse a alguien implica necesariamente culpabilizarlo? Una vez más, la razón probablemente esté arraigada en la intuición de que las personas tenemos un yo profundo «bueno».[22] Esto no solo incluye a aquellos a quienes nos sentimos unidos; también se extiende a aquellos con quienes estamos en profundo desacuerdo. Y dado que todos definimos lo «bueno» en función de nuestros propios valores, a James le resultaba difícil renunciar a la idea de que su madre acabaría por darse cuenta de lo que valía. Sus airadas exigencias de que su madre reconociera su preocupación por ella no solo enmascaraban su propia vulnerabilidad, sino que también albergaban una mínima esperanza de que algún día pudiera acceder a la «auténtica» ella. Era una esperanza amarga y reticente, pero esperanza al fin. ¿Y quiénes éramos nosotros para decidir por James cuándo debía abandonar esa esperanza?

Una de las grandes injusticias de las demencias es que los cuidadores pueden verse obligados a renunciar al contrato moral implícito que existe entre ellos y sus pacientes. En algún momento del curso de la enfermedad la capacidad de juicio del paciente deja de ser fiable, y eso coloca al cuidador en una posición insostenible: para atenderlo ahora debe tomar decisiones por él, disolviendo así el contexto moral que antes compartían ambos.

Una cuidadora a la que llamaré Lila experimentaba justamente esa tensión ética. Lila vino a verme en relación con su mejor amigo, Phillip. Los dos eran terapeutas y compartían consulta en el Upper West Side de Manhattan. Phillip era quince años mayor que Lila, y ella lo consideraba su mentor además de su amigo. Poco después de que él cumpliera sesenta y cinco años, Lila empezó a detectar signos de alzhéimer en fase inicial-media. Cuando le mencionó delicadamente su inquietud, Phillip la ignoró y se negó a reducir su actividad. Esto preocupó a Lila, y la decepcionó, pues creía que tratar a pacientes en su estado no era ético. Sabía, obviamente, que la negación solía formar parte de la enfermedad, pero eso no le hacía más fácil aceptar la decisión de Phillip.

Aunque el deterioro de Phillip era obvio, Lila se negaba a creer que el alzhéimer también hubiera afectado a su código moral. Y aunque estaba segura —como me dijo— de que «Phillip sería el primero en afirmar que un terapeuta debe saber cuándo sus necesidades emocionales se interponen en el bienestar del paciente», no se atrevía a inmiscuirse. Sin duda sentía que tenía una obligación ética tanto hacia Phillip como hacia sus pacientes, pero había algo que la frenaba. Por un lado, el criterio médico de Phillip seguía en gran parte intacto, al igual que su sentido del bien y del mal. De hecho, aún era capaz de ofrecer a Lila consejos terapéuticos sólidos sobre sus propios pacientes.

Cuando Lila me lo contó, le expliqué que ese nivel de pericia puede persistir durante mucho tiempo y seguir siendo sorprendentemente sutil. En otras palabras: no debía dejarse engañar por el ojo clínico de su amigo. Pero ¿cómo podía convencerlo para que dejara de trabajar?, se preguntaba ella. Estuvimos hablando de la posibilidad de que le contara una mentira piadosa. Por ejemplo, podía fingir que había que fumigar la consulta, así Phillip tendría que dejar de atender a sus pacientes durante una temporada y quizá en ese tiempo acabara perdiendo el interés por la práctica médica. Pero a Lila no le pareció bien. Algo así no solo lo privaría de la posibilidad de poner fin de forma apropiada a la relación con sus pacientes, sino que además implicaría seguir ignorando que tenía un problema.

Yo entendía perfectamente su malestar. Ella, a pesar de todo, seguía admirando a Phillip como terapeuta, y, si le mentía, le negaría el derecho a tomar decisiones sobre su propia carrera profesional. Al negarle ese derecho, estaría —en palabras de Gazzaniga— «retirándole [su] estatus moral».[23]

Entonces, ¿cuándo debemos aceptar que un progenitor, un cónyuge o un amigo ya no es moralmente responsable, que ya no se puede confiar en que elija lo correcto? Este es un dilema ético que perseguirá siempre a los cuidadores y que explica por qué, en muchos casos, estos esperan demasiado antes de pedir que se retire el permiso de conducir a sus pacientes, solicitar que se les coloque un dispositivo de seguimiento o traer a un auxiliar a casa. La seguridad es importante, por supuesto, pero también lo es la integridad de la persona, que está ligada a la percepción de autonomía. Sin embargo, a la hora de lidiar con esta enfermedad, rara vez existe una división clara entre lo correcto y lo incorrecto; solo existen disyuntivas y soluciones de compromiso. Incluso cuando sabemos que nuestras decisiones son para bien, negar el derecho de una persona a decidir nos seguirá pareciendo una transgresión moral mientras sigamos viendo un yo moral esencial en ella.

Cuando Lila abordó por primera vez el tema con Phillip, esperaba que él redujera su actividad profesional. Pero sus buenas intenciones solo sirvieron para provocar una fuerte discusión que los disgustó a ambos. Se encontraba en una situación difícil. Mientras el razonamiento moral de Phillip se mantuviera intacto, ¿qué derecho tenía ella a tomar una decisión moral por él? Por otra parte, debía tener en cuenta el bienestar de los pacientes de Phillip. No es solo la negación o la aversión al conflicto lo que hace que a los cuidadores les cueste tomar ese tipo de decisiones. Su vacilación se enmarca en la ambigüedad que entraña retirarle a alguien su estatus moral.

—Se merece saber la verdad —me dijo Lila la segunda vez que nos vimos.

Yo asentí con la cabeza, pero no pude evitar preguntarme quién necesitaba realmente oír la verdad en aquella situación concreta.

—Si yo fuera Phillip, querría saberlo —insistió—. Por mucho que me doliera, necesitaría conocer la realidad.

Aunque yo no estaba de acuerdo en confrontar a Phillip con el alcance de su deterioro cognitivo, tampoco podía culpar a Lila. Como sabemos, la empatía a menudo empieza por nosotros mismos. Tratamos a los demás como queremos que nos traten, y los sentimientos de Lila hacia Phillip estaban naturalmente ligados a su propia percepción de la realidad: presuponía que lo que él necesitaba era lo mismo que ella pensaba que querría para sí misma.

Con el tiempo, Lila dejaría de considerar a Phillip un agente moral responsable, pero tendría que llegar por sí misma a esa conclusión. Nada de lo que yo le dijera podría convencerla y, además, ¿por qué iba a hacerlo? Llegaría un momento en el que Phillip dejaría definitivamente de ser un colega y se convertiría en una persona cuya mente estaba fallando. Y Lila tendría que redefinir su relación, reajustar sus expectativas y aprender a vivir en el mundo *de él* y no en el que ambos habían compartido hasta entonces.

Yo sabía que eso ocurriría porque lo había visto muchas veces en mis grupos. No todo el mundo llegaba hasta ese punto de una manera fácil, rápida o radical. Los grupos de apoyo no sirven para formar a los cuidadores, sino para ayudarlos al permitirles sentir lo que sienten, ya sea ira, miedo o tristeza. Los miembros del grupo son testigos de las decisiones imposibles que los demás deben tomar, y se brindan mutuamente el apoyo emocional —y se dan el permiso— necesario para tomarlas. En cierto sentido, el grupo se convierte en un sustituto de esa persona a la que el cuidador atiende a la par que va perdiéndola poco a poco; de ese modo, los cuidadores toman decisiones morales *con* otros, en lugar de tomarlas *por* otros.

11. Chica Supersabia
Por qué perseveramos

Cuando su madre, una mujer de setenta y nueve años, le dio un puñetazo en la cara a un médico, Peter Harwell tuvo la sensación de que recibía el impacto en sus propias carnes. Fue el momento en el que se le encendió la bombilla: su madre tenía alzhéimer. «No fue un simple golpecito», recalcaría Peter en nuestro primer encuentro, sino «un gancho de derecha en toda regla». Tembloroso y avergonzado, se disculpó con el médico y se apresuró a salir de la consulta.

Mientras ambos regresaban a casa en coche, el mundo fue volviendo poco a poco a la normalidad.

—No me ha gustado su tono ni me han parecido bien sus modales —le dijo su madre.

Con mucho tacto, Peter admitió que la petición del médico de que se desnudara había sonado un tanto extraña.

—Ya lo creo que sí —replicó ella.

Dicho lo cual, se lanzó a una de sus diatribas sobre la profesión médica, y, con cada palabra y cada kilómetro, Peter comenzó a sentirse cada vez más lejos de ese momento de lucidez previo. ¿Cómo iba a tener alzhéimer su madre si era capaz de expresarse con tal agudeza?

Peter y su madre compartían la misma pasión por las palabras: retruécanos, rompecabezas, frases ingeniosas, juegos de palabras, chanzas... Él la llamaba su «Chica Supersabia»,* y, a nivel profesional, eso es justamente lo que era. Mary Harwell había sido una respetada periodista y más tarde una estrella del mundo de la publicidad, en una época en la que ambas profesiones estaban dominadas por los hombres. Pese a ello, había demostrado fácilmente su valía, desarmando e impresionando a sus colegas varones, porque, como explicaba afectuosamente Peter, «mamá era una pistolera verbal». Maldecía como un marinero, le gustaban los buenos chistes, cogía las cosas al vuelo y se le daban bien las pullas, además de que poseía una inquebrantable ética del trabajo. ¡Y pobre de aquel que le faltara al respeto!: no tenía reparos en destripar verbalmente a cualquiera que se pasara de la raya.

A la gente que conocía a Mary no le sorprendió lo que había ocurrido en la consulta del médico. Cuando era pequeña, en Nueva Jersey, su madre la había arrastrado innecesariamente de una consulta a otra. Su padre no quería que su mujer trabajara, y, sin otra cosa que hacer, la madre de Mary empezó a obsesionarse con dolencias reales e imaginarias. En cuanto a su hija le vino la regla la llevó a un ginecólogo. Se presentaron en la consulta

---

* *Chica Supersabia* es el título que se ha dado en su versión española a la serie estadounidense de dibujos animados *WordGirl*, literalmente «Chica Palabra». Cada capítulo de la serie incide en determinadas palabras para enriquecer el vocabulario de los niños y fomentar su interés por la lengua. De ahí que Peter llame así a su madre. (*N. del T.*)

sin cita previa y les dijeron que el médico no podía atenderlas, pero la madre de Mary montó un escándalo y se negó a marcharse. Tras una larga espera, apareció el médico y le pidió que esperara fuera mientras él examinaba a su hija. Una vez solos, empezó a abusar de Mary, y cuando ella gritó diciéndole que le estaba haciendo daño, él la reprendió por hacerle perder el tiempo. Más tarde se enteraron de que ese ginecólogo tenía fama de abusar sexualmente de las hijas de inmigrantes porque sabía que los padres no lo denunciarían.

Veinte años después, Mary sufrió una nueva agresión, esta vez en su propia casa mientras su marido estaba fuera. Cuando denunció la violación a la policía, le dijeron que no había pruebas y que tenía suerte de que no hubiera sido peor. Tras sentirse ninguneada por segunda vez, dejó de confiar en la policía; de hecho, dejó de confiar en todos los que supuestamente debían protegerla.

Cuarenta y seis años después, cuando le asestó un gancho de derecha al médico en la mandíbula, lo primero que pensó Peter fue en el alzhéimer. Pero ¿era alzhéimer? Ni Peter ni su padre podían descartar la posibilidad de que el pasado de Mary hubiera tenido algo que ver. La diferencia entre la demencia y un trastorno de estrés postraumático preexistente apenas suele ser perceptible: en los dos casos los pacientes interpretan mal las señales y reaccionan de forma exagerada ante situaciones que no suponen una amenaza. De hecho, muchos trastornos preexistentes pueden reflejar, disfrazar o exagerar los síntomas de la demencia, haciendo más difícil detectar la aparición de una nueva patología.

Debido al historial de Mary, Peter y su padre no sabían muy bien qué pensar, aun después de que le diagnosticaran la enfermedad. Normalmente minimizaban su dolencia, apoyándose para ello en lo que Peter denominaba el «gel lubricante familiar», el proceso diario de reducir las fricciones a base de conversación, buenas formas y sentido del humor. De hecho, cada vez que Mary se mostraba emocionalmente inestable, Peter y su padre se metían con ella llamándola «tormenta celta», cosa que siempre la hacía reír; y era justo esa predisposición a reírse de sí misma lo que les hacía pensar que seguía siendo la de siempre. No obstante, aunque Peter se sentía orgulloso de la delicadeza y la capacidad de distracción de su familia, también sabía que eso podía ser un inconveniente.

—Es una buena forma de vivir —me aseguró, y añadió en tono melancólico—: pero no tan buena a la hora de reconocer la demencia.

—¿En qué sentido? —le pregunté.

—Bueno, ya sabes. Cuando mamá decía que chocheaba, papá y yo también nos apuntábamos: «No eres la única. Estamos todos de capa caída, a nosotros también se nos olvidan las cosas». Es curioso —añadió—. Cuando consuelas a alguien diciéndole lo mismo una y otra vez, llega un momento en el que esas palabras parecen formar parte de ti y acabas creyéndotelas.

Cuando estaba tranquilo, Peter exhibía un rostro hermoso y solemne que, si se observaba más de cerca, delataba su agotamiento tras varias décadas dedicadas a cuidar de otros, primero de su padre y ahora de su madre. Tenía los rasgos afilados, las mejillas hundidas, el pelo canoso, los ojos grises y una expresión pensativa. El suyo era un rostro fascinante, y no me sorprendió saber que había actuado en espectáculos teatrales y había hecho anuncios y doblajes antes de convertirse en cuidador. Tenía una voz profunda y expresiva, y, cuando empezaba a hablar, su expresión se relajaba y animaba a medida que su mente saltaba de un tema a otro. Gran aficionado al teatro, lector voraz y apasionado cinéfilo, Peter tendía a encadenar citas textuales, y luego solía disculparse por sus copiosas referencias. Pero a mí me encantaba escucharlo, porque veía que disfrutaba hablando más que nadie a quien yo conociera.

—Lo llevo en los genes —me dijo medio en serio, medio en broma.

El gusto de Mary por las palabras la había llevado a vivir una distinguida trayectoria profesional. Se la consideraba una pionera en el mundo de la publicidad, aunque ella no era amiga de los elogios. Solía decir que no era más que una chica a la que le gustaba leer novelas de espías, estar de palique y proponer ideas. Y, según Peter, eso no había cambiado mucho con la aparición de la demencia. Mary todavía podía llevar la voz cantante en una conversación, y de ahí que, pese a sus deslices, sus comportamientos extraños y sus olvidos, en ocasiones a Peter le costaba aceptar que su madre estaba realmente enferma.

Tras la muerte del padre de Peter, el estado de Mary empeoró. La demencia la volvió más sensible que nunca a cualquier signo de que se pusiera en duda su competencia o su independencia. Cuanta más ayuda necesitaba, más se resistía a recibirla. Garantizar su integridad física y a la vez dejar que sintiera que tenía el control se convirtió en un difícil equilibrio para Peter. El peor momento era la hora del baño. Poco a poco Mary fue perdiendo el interés por la higiene, y desarrolló infecciones bajo los pechos y en las vías urinarias que le provocaron psicosis y la llevaron varias veces al hospital. Pero incluso cuando se duchaba, en ocasiones se olvidaba de usar el jabón. De modo que Peter tenía que ayudarla.

—No quiero parecer poco delicado —me dijo con expresión incómoda—, pero si tienes que lavar a tu madre, y quieres hacerlo de manera eficaz, has de tocarla en esos lugares en los que, ya sabes, solo tocas a alguien con quien mantienes una relación íntima.

—No me imagino lo difícil que tenía que ser —le dije.

—Era horrible para los dos, pero yo intentaba ser objetivo y me repetía una y otra vez, como un mantra: «Solo es materia. Todos somos materia. Estoy haciendo mi trabajo, nada más».

El mantra le resultaba especialmente útil cuando su madre le gritaba: «¡Suéltame, hijo de puta! ¿Qué crees que estás haciendo? ¡Suéltame o llamo a la policía!».

Peter odiaba ver a su madre —una mujer formidable, brillante y autosuficiente— en tal estado de indefensión. Sentía que le estaba negando el derecho a tomar decisiones sobre su propio cuerpo; y cuando ella le gritaba, él no solo detectaba rabia en su voz, sino también el trauma no resuelto de haber sido agredida por alguien en quien había confiado. Era terrible que él fuera ahora ese alguien.

—¿Alguna vez consideraste la posibilidad de contratar ayuda profesional? —le pregunté—. ¿Una auxiliar femenina?

La pregunta lo hizo palidecer.

—Lo intenté y fue un desastre. Ella no lo soportaba.

De hecho, la única vez que una desconocida había intentado ayudarla a desvestirse, Mary se puso tan furiosa que Peter llegó a temer por la seguridad de la auxiliar. Un movimiento en falso, y se repetiría lo de la consulta del médico.

—Supongo que podría haberlo intentado de nuevo —añadió dubitativo—, pero lo cierto es que no pude. No soporto ver a mi madre enfadada.

Asentí con la cabeza. Muchos cuidadores evitan buscar ayuda profesional por diversas razones, pero yo sospechaba que en el caso de Peter no era la ira de Mary lo que lo detenía, sino su propio temor a volver a traumatizarla. Era evidente que él había interiorizado sus dos agresiones previas, y no podía soportar la idea de ponerla de nuevo en una situación imprevisible.

Por desgracia, con una enfermedad como el alzhéimer, cualquier cosa que decida hacer un cuidador puede percibirse como una traición. Como no quería causar más sufrimiento a su madre trayendo a una auxiliar, Peter aprendió a capear aquellos largos minutos en los que la ayudaba a ducharse. La distraía con frases intrascendentes de películas de James Bond o con la promesa de ver alguno de sus *westerns* favoritos de John Ford. Los días buenos podía trabajar con rapidez, y antes de que ella se diera cuenta ya le había levantado los pechos y aplicado la pomada. Otros días, Peter observaba que, justo cuando Mary estaba a punto de abalanzarse sobre él, una visceral conciencia animal la hacía percibir que en realidad su hijo estaba cuidando de ella (quizá porque la pomada le resultaba agradable al contacto con la piel). En cualquier caso, el humor de Mary mejoraba, y entonces solía decir: «Eres bueno conmigo, Peter».

No pude menos que elogiar a Peter por lo bien que había gestionado aquella tarea incomodísima, pero él hizo un gesto con la mano rechazando el cumplido.

—¿Sabes?, durante mucho tiempo, en realidad décadas, bebí, y digamos que cometí algunos errores. Pero cuidar de mi madre fue algo que ni siquiera tuve que plantearme. Es lo que se merece. Hice sufrir mucho a mis padres, y me alegro de poder compensárselo de alguna manera. No lo hago por eso, pero me siento honrado de haber tenido la oportunidad.

Al observar cómo me conmovían sus palabras, instintivamente trató de atenuar mi reacción. No siempre tenía paciencia —admitió—; dependía de con qué Mary estuviera tratando. Algunos días su madre era «la encarnación del mal». Y, por ejemplo, él siempre sabía que iba a tener un mal día cuando, en lugar de quitarse la bata, ella le dedicaba uno de sus característicos comentarios despectivos:

—¿Qué bicho raro eres? ¿Quieres ver a tu madre desnuda?

El hecho de que esta escena se hubiera repetido cientos de veces no cambiaba nada, ya que ella no lo recordaba.

—¿Crees que quiero verte desnuda? —replicaba Peter—. No es que seas precisamente Ursula Andress, ¿sabes?

—Acabo de ducharme —insistía Mary.

—Hace ya una semana, y tenemos que vigilar las infecciones.

—¡No, me duché ayer!

—No, no fue ayer. Ya no te acuerdas de las cosas.

—¿Quién lo dice?

—El médico.

—¡Déjame llamar a ese hijo de puta!

—Mamá, ¿no te acuerdas de que al final tuviste que ir al hospital? ¿No te acuerdas de lo deprimida que estabas?

—¡Claro que me acuerdo! —replicaba Mary con una risa burlona—. Querías encerrarme en esa pocilga y quedarte con todo mi dinero. ¡Y todos pensaban que eras tan buen hijo!

—¡No quedaba más remedio! Estabas enferma.

Mary lo miraba con desconfianza.

—Te conozco, bacalao. Podrás tener a otros engañados, pero no a mí. Eres muy santo de puertas afuera, pero un diablo en casa.

Antes, a Peter le encantaba oír esa vieja expresión irlandesa de labios de su madre, pero ahora ya no. Estaba harto de que lo humillara, y muy enfadado porque lo acusara de ir detrás de su dinero.

—Mira, mejor cierras la puta boca porque no sabes de qué coño estás hablando. ¿Tú te crees que quiero hacer esto?

—Te conozco —respondió Mary—. Eres un fracasado. Siempre has sido un fracasado. No has hecho nada en la vida. Yo... yo *sí* he hecho cosas.

Al ver mi expresión afligida mientras me contaba la escena, Peter me dedicó una sonrisa resignada:

—¡Es que sabe darte donde más te duele! Y te seré sincero: en aquel momento me entraron ganas de hacerle daño. La habría estrangulado allí mismo.

Se quedó mirándome, preguntándose si me habría escandalizado con su confesión, probablemente porque él mismo se sentía así.

Pero yo me limité a decirle la verdad:

—Después de tanto tiempo cuidando tú solo de tu madre sin ayuda de nadie y sin poder tomarte un respiro, dudo mucho que pudieras sentir otra cosa... ¿Y qué hiciste?

—La agarré por los hombros, pero luego me detuve. Me fui a otra parte de la casa. Le envié un mensaje a un amigo. Respiré hondo.

Me sentí aliviada, tanto por Mary como por el propio Peter. Todo el mundo sabe que es difícil convivir con la demencia, pero la mayoría de la gente ignora que puede sacar a relucir aspectos desconocidos y desagradables de uno mismo.

—Hiciste bien, Peter —murmuré—. Pusiste distancia cuando era importante hacerlo.

Mary y Peter habían empezado a ir a patinar sobre hielo por diversión. A ninguno de los dos se le daba bien, pero era algo que podían hacer juntos, y disfrutaban observando y escuchando a los demás patinadores mientras daban vueltas y más vueltas. Ningún retazo de conversación era demasiado trivial para no contárselo luego al padre de Peter y dedicarse a diseccionarlo. Pero cuando su padre enfermó de cáncer, dejaron de ir a la pista. Por supuesto, este insistía en que cogieran los patines y se «dieran el piro», pero Mary se mostraba inflexible. Era demasiado leal y demasiado testaruda.

Esos mismos rasgos que tanto admiraba Peter se convirtieron después en un reto cuando Mary desarrolló alzhéimer. Su intransigencia aumentaba en la misma medida en la que lo hacían su confusión y su ansiedad, y a menudo eso implicaba que fuera casi imposible cuidarla. Cada día que pasaba, Peter encontraba más resistencia a la hora de la ducha. Día tras día, tenía que discutir con Mary, amenazarla y engatusarla para que accediera. En cierta ocasión, ella lo pilló completamente por sorpresa. Tras quitarse dócilmente la bata, se plantó allí desnuda con aire desafiante y dijo apretando los dientes:

—No voy a darme tu maldita ducha.

Ver a su madre desnuda, vulnerable, pero a la vez absolutamente firme en sus trece, provocó en Peter una insoportable tristeza. No podía ver sufrir a su madre. Tampoco se veía capaz de llevarla de nuevo al hospital. ¿Por qué tenía que resistirse? ¿Por qué le hacía pasar por eso cada día?

—¡Hazlo por mí! —le suplicó.

Pero eso no sirvió sino para irritarla más.

—¿Qué bicho raro eres? —se burló—. ¿Un bicho raro que quiere duchar a su madre? ¿Que quiere ver a su madre desnuda?

Desquiciado, Peter cayó de rodillas y empezó a sacudir violentamente la cabeza.

Al verlo a cuatro patas, Mary se quedó perpleja.

—¿Qué demonios estás haciendo? —le dijo—. ¡Levántate! ¡Levántate!

Pero él estaba sumido en su propia amargura. De repente se quitó las gafas y, para su propio asombro, las aplastó entre las manos. Con las palmas ensangrentadas, levantó la montura destrozada como si fuera una ofrenda sacrificial. No sabía por qué había hecho eso. Quizá se había hecho daño a sí mismo porque no podía hacérselo a su madre. Quizá simplemente quería asustarla. O tal vez, al romper las gafas, en el fondo quería romper el bucle repetitivo en el que ambos estaban atrapados.

Su madre lo miró con una mezcla de lástima e impaciencia.

—¿Tengo que llamar a la poli?

Al contarme el incidente, Peter se echó a reír; era una risa medio histérica que yo ya había visto en otros cuidadores. En ese momento pensó en lo absurda que debía de parecer la situación. Su madre ya había superado el drama de la ducha y probablemente había olvidado que estaba desnuda. Lo único que Mary sabía en ese momento era que su hijo estaba postrado en el suelo, con las manos ensangrentadas sin motivo aparente.

—Peter —le dijo, en un torno severo pero no cruel—, ¿has perdido la cabeza?

Él no lo descartaba. La repetición constante, la ansiedad, las mismas acusaciones sin sentido..., al final eran demasiado. Entonces se fijó en la bata de Mary, que estaba en el suelo a unos palmos de él; la bata de leopardo que llevaba siempre. *Qué sucia debe de estar*, pensó. Todos los días quería meterla en la lavadora, y todos los días terminaba por no hacerlo porque sabía que su madre se disgustaría. Cogió la bata y le ayudó a ponérsela. Le propuso pedir pizza y ver una película. Ella se animó de inmediato. Media hora después llegó la pizza. Mary estaba contenta, tarareando los primeros compases de una película de Bond. Pero mientras ella se enfrascaba rápidamente en la tonta trama del filme, Peter seguía conmocionado. No podía dejar de pensar que había fallado «como hijo y como persona».

Yo siempre esperaba impaciente las sesiones con Peter porque nunca sabía adónde nos llevarían nuestras conversaciones. Lo que sí sabía era que su humor, sus animados soliloquios, sus repentinas digresiones y su no menos repentino retorno al hilo principal de la conversación ocultaban su agotamiento mental y físico. Percibía que había días peores que otros, días en los que los pensamientos de Peter giraban en torno a cómo habría manejado su padre la enfermedad. Una imagen en particular no se le iba de la cabeza: su padre retrepado contra la encimera de la cocina, medio leyendo el periódico y medio escuchando a Peter mientras este intentaba convencer a su madre de algo. Normalmente no se entrometía, pero un día, después de que una nueva discusión hubiera alcanzado su punto álgido, bajó el periódico y dijo en tono afectuoso pero con firmeza:

—Peter, ¿por qué *te molestas*?

Peter lo miró, sin saber muy bien qué responder.

Su padre le devolvió la mirada con expresión tranquila y le dijo:

—Sé que mamá y tú tenéis ese rollo verbal, pero te estás volviendo loco. No es bueno para ti, hijo.

Años después, Peter todavía sentía que estaba defraudando a su padre. Aunque yo le señalé el hecho de que su padre había tenido un hijo en quien apoyarse mientras que Peter se enfrentaba solo a una enfermedad degenerativa, él seguía dándole vueltas a aquella pregunta: «¿Por qué te molestas?». Tenía la impresión de que ya debería haber aprendido a dejarlo estar. Pero lo que vale para la vida normal se acentúa aún más con la demencia, de manera que nos vemos arrastrados a discusiones sin sentido aunque sepamos que no llevan a ningún sitio. Y no son solo los comportamientos habituales de un paciente o nuestras propias intuiciones filosóficas o la función del intérprete del hemisferio izquierdo del cerebro lo que engendra esa comezón que nos impele a discutir. La causa es algo tan simple que solemos ignorarlo: la propia conversación.

Los psicólogos cognitivos Simon Garrod y Martin J. Pickering afirman que la conversación resulta engañosamente «fácil», una observación que hasta hace muy poco contradecía el pensamiento académico dominante. La mayoría de los científicos cognitivos creían que hablar y escuchar eran operaciones relativamente simples, mientras que la conversación era compleja, puesto que a menudo es de naturaleza imprevista y fragmentaria, y obliga a ir alternando entre escuchar y hablar.

Pero Garrod y Pickering adoptan un enfoque distinto: la conversación solo es difícil si suponemos que el oyente y el hablante son entidades independientes que constituyen dos procesos neuronales distintos. Desde luego, así es exactamente como se percibía la conversación mientras la producción y la comprensión del habla se consideraban hechos cognitivos separados, que debían estudiarse de forma aislada y solo en el laboratorio.[1]

Aunque esta investigación todavía es relativamente reciente, ha surgido una teoría alternativa que considera que escuchar y hablar constituyen una actividad *conjunta* en la que una «alineación interactiva» crea una «autopista perceptivo-conductual» entre dos personas.[2] Al igual que nuestras neuronas motoras reflejan el gesto que hace otro individuo, por ejemplo, al coger una taza de café, como si fuéramos nosotros quienes la cogiéramos, un hablante y un oyente también se imitan el uno al otro.

El cerebro del oyente representa lo que dice el hablante como si estuviera pronunciando esas mismas palabras, y, cuanto mejor se entienden el hablante y el oyente, más íntimo es su «acoplamiento neuronal», el fenómeno por el que exhiben las mismas representaciones en las regiones auditivas o motoras del cerebro.[3] Y existen asimismo numerosas coincidencias en las regiones cognitivas responsables de las creencias, la intencionalidad y el significado.

Según Garrod y Pickering, la conversación es una actividad colaborativa, una construcción conjunta, por así decirlo, en la que cada participante simula mentalmente la gramática, el vocabulario y el tono del otro. Como al montar en un balancín, el impulso que genera una persona ayuda a propulsar a la otra. Eso es lo que los psicólogos entienden por «facilidad cognitiva». La conversación es fácil porque, una vez iniciada, continúa automáticamente, sin necesidad de deliberación ni control consciente.[4] Y, como hemos visto una y otra vez, nuestro cerebro es estratégicamente perezoso: le encanta ahorrar energía. Con demencia o sin ella, conversar es un hábito neuronal al que es muy difícil resistirse.

Conforme se va desarrollando, la conversación también se va haciendo más fácil porque las opciones verbales se limitan. Al «tomar prestado» automáticamente material de nuestro interlocutor, nuestras rutas léxicas se estrechan. En lugar de tener que buscar qué palabras utilizar entre cientos de opciones o qué estructuras gramaticales enmarcan mejor nuestros pensamientos, nos dejamos guiar por el discurso de nuestro interlocutor.[5] Lógicamente, eso requiere menos energía cognitiva que, por ejemplo, seguir determinadas instrucciones; de ahí que a los pacientes con demencia se les dé mejor discutir con nosotros sobre lo que les decimos que poner en práctica lo que les pedimos.

Dado que la conversación es por definición de naturaleza social, los pacientes con demencia siguen siendo capaces de interactuar verbalmente con otros mucho después de que sus otras facultades empiecen a deteriorarse. De hecho, una de las razones por las que Mary se desenvolvía con tanta naturalidad en su papel de Chica Supersabia era que la conversación le brindaba un estímulo cognitivo. Con el tiempo, la enfermedad puede reducir de manera drástica la facilidad de palabra, y con frecuencia los cuidadores acaban manteniendo «conversaciones» consigo mismos. Esto no solo resulta psicológicamente doloroso, una forma más de perder a un ser querido; también es cognitivamente agotador. Pero mientras los pacientes puedan apoyarse en lo que dicen los demás, los cuidadores seguirán creyendo que sus progenitores o sus cónyuges y ellos están en la misma onda cognitiva.

Como veíamos en el capítulo 6, tendemos a sobreestimar de forma sistemática hasta qué punto otras mentes ven el mundo como nosotros, y la conversación no hace sino perpetuar esa percepción errónea. Como todo lo que tiene que ver con la evolución del cerebro, la conversación es, en cierto sentido, básicamente predicción. De hecho, nuestras mentes intentan imitar a otras para ayudarnos a formular predicciones.[6] Y para poder hacer suposiciones razonables sobre las personas con las que hablamos, presuponemos que su cerebro es muy parecido al nuestro. Incluso si nuestro interlocutor tiene problemas cognitivos, inconscientemente formulamos predicciones basadas en el supuesto de que nuestros cerebros siguen siendo muy similares.

Por más que los cuidadores sepan que sus pacientes sufren demencia, en cuanto escuchan sus habituales protestas y reproches, sus cerebros comienzan a «fusionarse» involuntariamente con los de ellos. El cerebro del paciente y el del cuidador empiezan a imitarse de forma automática, a provocarse y a crear la tentadora ilusión de que es posible un auténtico entendimiento entre ellos.

Para complicar más las cosas, aun cuando los pacientes se van desvinculando de la realidad, sus palabras siguen aludiendo implícitamente a una historia compartida. Cuando Mary Harwell creyó que su hijo iba tras su dinero y quería meterla en una residencia, pasó a la ofensiva, repitiéndole: «Te conozco. No eres nada. No has hecho nada en la vida. *Yo sí* he hecho cosas». Y aunque Peter supiera que ella estaba enferma, sus palabras le dolían porque evocaban un pasado común, un pasado que ahora se utilizaba en su contra.

—Me dolía porque en realidad tenía razón —me confesó Peter en uno de nuestros últimos encuentros—. Ella ciertamente había hecho cosas. Llegó a ser alguien, alguien de éxito. En cuanto a mí, no es que sea precisamente un buen partido. Quiero decir, tuve que cuidar de mi padre y luego de mi madre, y volvería a hacerlo sin dudarlo. Pero no se puede decir que haya hecho mucho en la vida.

Oír a Peter hablar de sí mismo en esos términos me resultó profundamente perturbador. ¿Cómo podía Mary utilizar el sacrificio de su hijo en su contra? ¿Acaso no sabía que nunca había conseguido despegar profesionalmente porque había tenido que cuidar de sus padres durante más de veinte años? ¿Acaso no entendía que él era su único protector, que hacía todo lo posible por mejorar su vida?... Entonces me llamé al orden a mí misma: pues claro que no lo sabía, tenía alzhéimer.

Sin embargo, como le sucedía a Peter durante sus frecuentes discusiones con Mary, yo no podía evitar reprocharle sus palabras.

Las palabras, como todo cuidador aprende con el tiempo, acaban perdiendo sentido, no solo porque pronto se olvidan, sino también porque la gramática, que fija y enmarca su significado, no se ajusta a la realidad de la demencia. Como señalaba Nietzsche, la gramática nos guía a la par que nos limita. Cuando decimos que «el rayo resplandece» —advertía el filósofo—, parece que algo obrara para iluminar el cielo.[7] Pero un rayo no puede resplandecer porque el resplandor *es* el propio rayo. Por la forma en que funcionan las palabras y la sintaxis, siempre suponemos un agente, un artífice, alguien o algo que *decide* actuar. Es esta una falacia que tiene consecuencias prácticas para los cuidadores, en tanto que tendemos a ver intencionalidad incluso donde no la hay. El lenguaje es tan solo una forma más de manifestar esa intuición.

Según el filósofo Patrick Haggard, el lenguaje confirma inadvertidamente nuestra intuición sobre el problema mente-cuerpo porque «siempre implica un "yo" mental distinto tanto del cerebro como del cuerpo».[8] Ese «yo» que percibimos decide decir o hacer cosas. Por eso, cuan-

do alguien utiliza implícita o explícitamente la palabra
«yo», oímos de inmediato una intencionalidad. Cuando
los pacientes gritan «Yo no pienso hacer eso» o «No
quiero aquello», lo que oímos es una presencia mental,
una conciencia que sabe lo que quiere. Incluso cuando
se lamentan de que su cerebro «no funciona», eso solo
acrecienta la impresión de que su mente todavía sigue
haciéndolo.

En efecto, tendemos a escuchar el habla como el producto de una mente incorpórea, como un fenómeno no
sujeto a los caprichos y debilidades del cuerpo. Y cuando se utilizan las palabras de una forma sofisticada, nos
convencemos aún más de que el hablante «sigue allí
dentro». Por eso, cuando Mary decía: «No necesito
ducharme», Peter no solo percibía intencionalidad, sino
también un yo unificado. La presencia del pronombre,
aunque fuera implícita, lo llevaba a oír automáticamente a su Chica Supersabia antes que a una enfermedad
neurológica. Bastaban sus palabras para hacerle olvidar
que diez minutos después ella ya no las recordaría.

No son solo las palabras del paciente las que nos enga-
ñan. Cuando oigo a los cuidadores calificar a sus familiares de «egoístas», «testarudos», «perezosos», «obstinados» o «mezquinos», no se me ocurre pensar que
están siendo crueles o que no son conscientes de la enfermedad. Lejos de ello, lo que me recuerdo a mí misma es
que en realidad no hay palabras que representen las
causas neurológicas del comportamiento de un paciente.
Solo tenemos descripciones psicológicas.

El lenguaje —su lógica y su estructura— incorpora una
serie de intuiciones que nos hacen sentir que la memoria
del hablante está intacta. Los tiempos verbales, por

ejemplo, proyectan necesariamente una percepción de tiempo. Cuando los pacientes dicen: «Lo haré más tarde» o «No voy a tocar la estufa, lo prometo», creen y hacen creer a otros de forma engañosa que son capaces de recordar. Mediante sus promesas, amenazas o palabras tranquilizadoras, nuestros cónyuges o progenitores pueden hacernos sentir que seguimos avanzando juntos en el tiempo. Y como la lógica de «si X, entonces Y» sigue formando parte de su repertorio lingüístico, de hecho esperamos que se atengan a ella.

Cada vez que Peter y su madre discutían, una parte de él creía que, si lograba encontrar las palabras adecuadas, su madre lo entendería y todo podría resolverse. Ella haría lo que le pidiera y no le reñiría por intentar ayudarla. La esperanza seguida de decepción engendra su propio hastío. Pero, como me explicaba el propio Peter, el esfuerzo cotidiano para encontrar soluciones llega a estar tan arraigado que uno ni siquiera es consciente de que nunca consigue nada.

—Antes de que puedas darte cuenta —me dijo— han pasado diez años, y te preguntas: «¿Qué ha ocurrido? ¿A dónde ha ido todo ese tiempo?».

En aquel momento, sentados en mi despacho un fresco día de primavera, se me ocurrió que, por mucho que Peter intentara imponer su sentido del tiempo a Mary, en realidad él había heredado la atemporalidad de su madre. Como para Mary el tiempo de hecho no existía, y ella era básicamente la única persona a la que veía Peter, también para él el tiempo se había convertido en algo menos real. Madre e hijo existían ahora en un estado de perpetua monotonía. Todos los días se repetían las mismas rutinas, las mismas discusiones. ¿Cómo llenaban esa atemporalidad? Con conversaciones. Y las conversaciones, por muy caprichosas o inconexas que fueran, seguían representando para él una posibilidad de cambio.

Peter se interrumpió y me preguntó si había leído *Esperando a Godot.* Asentí con la cabeza (quizá con excesivo vigor), puesto que era una obra en la que había pensado con frecuencia durante mi estancia en el Bronx.

—Si lo piensas —me comentó—, toda la obra se reduce a una conversación. Eso es lo que hacen los personajes, hablar. El diálogo es ridículo, es fragmentario, pero cuando lo asimilas en su totalidad, empieza a sonar normal.

Estuve de acuerdo y lo animé a que continuara.

—Bueno, estoy improvisando —prosiguió como disculpándose—. ¿Sabes?, mi madre se burlaría de mí por hablar así. Me llamaría la atención y me diría que soy un pretencioso, y a lo mejor lo soy... —Se interrumpió, pero luego retomó el hilo con renovada energía—. Mira, puede que las conversaciones parezcan estúpidas, pero funcionan porque las palabras se alimentan mutuamente. Un poco como mi madre y yo. Gran parte de lo que pasa entre nosotros es ridículo, pero también tiene sentido porque parece que al menos estamos haciendo *algo.* Puede que solo sean calorías vacías que te llenan sin ser nutritivas, pero te proporcionan la energía suficiente para seguir adelante. ¿Tiene eso algún sentido?

Lo tenía. *Esperando a Godot* es una obra de teatro que aparentemente va sobre dos vagabundos, Vladímir y Estragón, que, como indica el título, esperan a alguien llamado Godot. La obra rebosa de absurdos malentendidos, objeciones disparatadas, murmuraciones incoherentes, discusiones ilógicas, promesas vacías y amenazas vanas, todo lo cual termina al caer la noche y empieza de nuevo al día siguiente. Los dos personajes creen que en cuanto llegue Godot las cosas cambiarán.

Mientras esperan no ocurre nada. El público observa a los dos extraños personajes allí plantados ociosamente, obsesionados por sus zapatos, la proximidad de un árbol o cuál es la parte más sabrosa de una zanahoria. Y, como anticipando la impaciencia del público, Vladímir incluso advierte de lo ridículo de su situación.[9] Aun así, siguen igual; y yo sospechaba que era justamente a ese absurdo seguir igual a lo que se refería Peter. Vladímir y Estragón se sustentan conversando, utilizando el lenguaje tanto para describir como para conjurar el sinsentido de su existencia. No es la esperanza de la llegada de Godot lo que les permite aguantar, sino la esperanza integrada en la propia urdimbre del lenguaje.

«No conseguiremos librarnos de Dios —observaba Nietzsche— mientras sigamos creyendo en la gramática».[10] Lo que quería decir, en mi opinión, es que incluso los ateos más recalcitrantes creen implícitamente en un orden superior en tanto que la propia sintaxis presupone voluntad y sentido. Al comunicarnos, corregimos en parte el caos, la imprevisibilidad y el desenfreno que existen a nuestro alrededor.[11]

Toda conversación resulta, en cierto modo, esperanzadora. Al conversar, creamos y reconocemos la posibilidad de que haya claridad, sentido y conexión incluso cuando parece que solo hay extrañeza e inutilidad. Y eso es lo que entendía Beckett: el lenguaje crea el absurdo, pero también nos protege de él. Vladímir y Estragón siguen comunicándose aun cuando refunfuñan sobre la inutilidad y vacuidad de la comunicación. Hablar los lleva hacia delante, les da algo que hacer, y antes de que se den cuenta ha caído la noche. Como observaba Peter, la conversación actúa como lubricante, permitiendo que cada día se deslice hacia el siguiente. Puede que no parezca gran cosa, pero mientras conversemos podemos tener esperanza, aunque la nuestra sea una esperanza resignada, casi opresiva.[12]

La siguiente vez que Peter vino a verme me dijo que no podía quitarse *Godot* de la cabeza. Creía que ahora entendía cómo Mary lo había arrastrado a aquellos enfrentamientos sin sentido. No eran solo los modismos y las frases que utilizaba: también seguía *sonando* como su madre. Incluso sus murmullos incoherentes poseían una musicalidad familiar. De manera que, cuando Peter hablaba con ella, estaba —por así decirlo— interpretando una melodía que ya había tarareado antes innumerables veces.

Mientras escuchaba a Peter se me ocurrió una idea. La razón por la que las disparatadas, oscuras y extravagantes conversaciones de *Godot* nos resultan inquietantemente familiares es que nos atrae la musicalidad de las frases, y, sin darnos cuenta, nos lleva a identificarnos con los personajes. Aceptamos su fastidio, sus obsesiones, su desdicha, sus imaginativas digresiones, así como su incapacidad para separarse el uno del otro pese a sus constantes amenazas de hacerlo. En efecto, el ritmo de sus palabras deviene el ritmo de la vida, y todos caemos fácilmente bajo su hechizo.

Y esto me llevó a preguntarme si la dinámica a menudo combativa que surge entre paciente y cuidador no se ve también propiciada por algo más que la facilidad cognitiva propia de la conversación. Quizá esa dinámica también se derive del *sonido* del lenguaje, una sonoridad que nos atrae e incita a iniciar nuevas conversaciones. La música, como sabemos, tiene la extraña capacidad de reavivar a pacientes con trastornos neurológicos, activando partes de su mente que se creían perdidas. ¿No podrían, entonces, los ritmos e inflexiones familiares de la conversación arrastrar a un paciente con demencia de vuelta a la realidad que en otro tiempo compartió con alguien?

Peter y su madre tenían un número cómico que representaban a menudo: uno fingía querer algo desesperadamente —un libro, un caramelo, una taza de café, daba igual—, y lo pedía una y otra vez; el otro fingía indignarse y se lo negaba con vehemencia. Aunque a estas alturas el origen de la broma resultaba un tanto difuso, la interacción, el acto en sí, conservaba toda su frescura. De modo que, cuando su madre estaba triste, Peter adoptaba de repente una actitud suplicante y le rogaba: «Mamá, ¿me das una galleta?, ¡porfa, *porfaaa*!». Al oírlo, Mary respondía de inmediato en tono indignado: «¡No, no y no! ¡Nada de galletas!». Luego ambos se echaban a reír irremediablemente.

Varios años después de que Mary empezara a sufrir demencia, el truco todavía funcionaba. Una de las últimas veces que vi a Peter, cuando hacía unas semanas que su madre había fallecido, recordó una ocasión en la que había ido a verla a la residencia donde pasó sus últimos días. La había encontrado muy debilitada, casi en un estado de letargo, e incapaz de responder a sus preguntas con algo más que un fatigado sí o no. Sin embargo, en un momento dado le pidió a Peter que le diera el vaso de agua que había en la mesilla de noche.

—¡No! —gritó Peter de repente, ante la horrorizada sorpresa de las enfermeras y visitantes que estaban cerca—. ¡Nada de agua! ¡No hay agua para ti!

De inmediato, Mary se percató de lo que pasaba y empezó a suplicar a su hijo en tono jocoso que le diera agua.

—¡Porfa, agua, porfaaa! ¡Agua, porfa!

Cuanto más suplicaba ella, más dura era la negativa de Peter. Hasta que una vez más, como siempre, ambos empezaron a desternillarse de risa.

En ese momento, Peter sintió que había recuperado a su Chica Supersabia, aquella mujer a la que le encantaba hacer bromas y que se las hicieran a ella. «Esta sí es mamá», se dijo.

Epílogo

¿Y qué ocurre cuando todo ha terminado, cuando tanto la enfermedad como el paciente se han ido? ¿Pueden los cuidadores reanudar su vida anterior y retomarla donde la dejaron? Por supuesto, eso es exactamente lo que se anima a hacer a los cuidadores en duelo. Los amigos y parientes, a quienes el dolor de la pérdida parece incomodarlos tanto como lo hacía la angustia asociada a la prestación de cuidados, les dicen: «Ahora toca seguir adelante». Desean que los cuidadores se sientan aliviados una vez el calvario ha terminado. Algunos lo consiguen; a otros les resulta más difícil.

Cuando me encuentro de forma casual con cuidadores cuya pareja o progenitor ha fallecido, suelo saberlo antes de que me lo digan. Hay algo distinto en ellos. Sin duda, parecen más descansados y ya no tienen la mirada tensa y turbada de quienes aguardan constantemente la próxima crisis. No obstante, algo parece no ir bien. Un día, un antiguo cuidador me confesó que, aunque ya no tenía que soportar el estrés ligado a sus anteriores obligaciones, le costaba «adaptarse a la vida real». Eso era, pensé: en el cuidador desconsolado por la pérdida hay un sentimiento indefinible de falta de objetivos, una sensación de incertidumbre sobre el futuro y el lugar que ocupa en él.

Después de haber pasado tanto tiempo adaptándose a la realidad del ser querido, acomodándose a la lógica de otra persona y respondiendo constantemente a sus necesidades, el antiguo cuidador puede encontrar que la vida tras la muerte de un paciente resulta casi tan extraña como el propio alzhéimer. Muchos apenas pueden hacerse a la idea de que ya no se espera nada de ellos a cada minuto. Y no es solo su mente la que tiene dificultades para adaptarse: una adrenalina fantasma parece recorrer su cuerpo; pero ¿con qué fin?

El estrés persiste, pero es de un tipo más corriente y habitual: facturas médicas sin pagar, la casa hecha un desastre, ropa y muebles de los que hay que deshacerse... por no hablar de problemas de salud propios tras años de no prestarse atención a uno mismo. Sin embargo, el origen de la energía o la ansiedad no canalizadas reside en otra parte. Algunos cuidadores descubren que se han estado escondiendo tras las necesidades de sus pacientes. De hecho, lo que antes los agobiaba también contribuía a definirlos. ¿Quiénes son ahora que no tienen a nadie a quien cuidar?

Sea cual sea su malestar pasado o presente, muchos afirman que volverían a hacer lo mismo, si bien casi todos se sienten obligados a añadir: «Aunque esta vez lo haría de otra manera». De hecho, sus mayores pesares tienden a centrarse en su propio comportamiento: ¿por qué cedieron al impulso de discutir, se expresaron en términos desagradables, se mostraron tan inflexibles o tardaron tanto en adaptarse a las distintas fases de la enfermedad? Al oírlos expresar sus remordimientos, imagino su mente como una especie de cámara de resonancia de la autorrecriminación dedicada a amplificar sus fallos como cuidadores, como hijos y cónyuges, como seres humanos.

Pero reprimo el impulso de interrumpirlos. No quiero que se flagelen. He hablado con demasiados cuidadores como para no reconocer al verdadero culpable de su «mal» comportamiento. De modo que me callo. Lo que necesitan no son mis palabras de consuelo, sino poder expresar sus pesares. Y si algo he aprendido, es que las evidencias, por obvias o lógicas que resulten, no suelen cambiar los sentimientos de las personas, al menos no por mucho tiempo, y, desde luego, no antes de que estén preparadas para ese cambio.

Cuando empecé a escribir este libro quería entender mejor las dificultades que afrontan los cuidadores, especialmente aquellas que se imponen a sí mismos: la autoflagelación, el comportamiento aparentemente irracional y el remordimiento que lo sigue. Y como esas reacciones parecen ser casi universales, intuí que había en juego algo más que impaciencia y frustración.

De hecho, cuanto más escuchaba a los cuidadores y más leía sobre el cerebro, más cuenta me daba de que los sesgos y tendencias arraigados en el cerebro «sano» hacían que en muchos aspectos no estuviera bien equipado para tratar con un cerebro cognitivamente deteriorado. Debido a estas limitaciones neurológicas, yo quería que los cuidadores entendieran que no eran los defectos de carácter los que hacían tan dificultosa su labor, sino el funcionamiento intrínseco del propio cerebro. Y, lógicamente, esperaba que se trataran a sí mismos con la misma compasión que se les animaba a ofrecer a sus pacientes.

Dicho esto, sería ingenuo pensar que los cuidadores —o, para el caso, los lectores de este libro— se absolverán a sí mismos de toda culpa por sus actos solo porque entiendan las razones neurológicas que subyacen a ellos. Estamos inclinados y quizá condicionados a creer que nuestras redes neuronales no nos definen: que somos dueños de nuestros actos; que decidimos lo que está bien y lo que está mal. Nos cuesta aceptar que las transgresiones morales tienen un origen neurológico. Y justo porque lo percibimos así, nos resulta difícil perdonar a nuestros seres queridos por su comportamiento a pesar de que somos conscientes de *sus* déficits cerebrales.

Todavía recuerdo lo desanimada que me sentí después de enseñarle a Sam las imágenes de un «cerebro de alzhéimer». Al verlas, comprendió que el problema era el cerebro de su padre, no su personalidad, pero el hecho de entenderlo solo sirvió para mantener a raya su temperamento durante una o dos horas antes de que se reanudara la antigua dinámica conflictiva entre ambos. De manera similar, cuando (mientras escribía este libro) le presenté a Sam evidencias de que su propio cerebro había reaccionado inevitablemente al alzhéimer de su padre con su propio conjunto de respuestas neuronales, él halló cierto consuelo al ver que su comportamiento no era en absoluto peculiar, y, sin embargo, esa sensación tampoco duró mucho. Al poco tiempo volvió a sentir que los errores que cometía eran *suyos*, y no producto de sus circuitos cerebrales.

Yo no soy diferente de otros antiguos cuidadores. Cuando recuerdo mi estancia en el Bronx sigo reprendiéndome a mí misma: «Si pudiera volver atrás no cometería los mismos errores. Esta vez lo haría bien». Y aunque he escrito un libro explicando con qué tiene que lidiar el cerebro sano cuando trata con un cerebro enfermo, sigo sin poder aceptar del todo el hecho de que las limitaciones de mi cerebro son *mis* limitaciones.

Y quizá tenga que ser así. Como le gusta recordarnos a Kahneman, los sesgos y tendencias que nos hacen falibles son también los que hacen de la mente humana una maravilla.[1] Las intuiciones que tanto dificultan ver y aceptar la enfermedad son las *mismas* que nos permiten sentirnos conectados con aquellas personas cuya mente está cambiando irremisiblemente. Las intuiciones que nos llevan a culpabilizar a los pacientes vulnerables también contribuyen a hacernos sentir una profunda responsabilidad moral hacia ellos. Y las intuiciones que hacen que nos cueste ignorar nuestro dolor y nuestra ira nos ayudan asimismo a aferrarnos a la humanidad del paciente. Nada en el funcionamiento de nuestra mente es intrínsecamente una cosa u otra, y tampoco nosotros lo somos.

Espero que todos los cuidadores y excuidadores lleguen a comprender esto, pero esa comprensión debe seguir una cronología única para cada persona, y no me corresponde a mí ni a nadie acortarla. Hace unos años yo hacía todo lo posible por cambiar el comportamiento autodestructivo de los cuidadores y mitigar el consiguiente sentimiento de culpa. Ahora, en cambio, creo que nuestros esfuerzos deberían ir en otra dirección. Me parece que la mejor forma de abordar los trastornos neurocognitivos, y quizá la propia vida, no es intentar cambiar mentalidades o cuestionar la realidad del otro, sino esforzarse en comprender una mente, verla en su contexto, reconocer sus contradicciones y, simplemente, hacer saber a *esa* mente que merece la pena conocerla.

Agradecimientos

Tengo que dar las gracias a muchas personas. En primer lugar, a todos los cuidadores que hablaron conmigo y me dedicaron su tiempo. Por supuesto, estoy especialmente en deuda con los que aparecen en las páginas de este libro. Me han conmovido no solo por su capacidad de amar y su sacrificio, sino también por su inquebrantable honestidad con respecto a la carga que supone cuidar a otros. Y me han ofrecido sus experiencias para que otros cuidadores, al leer esto, puedan sentirse menos solos.

También quiero dar las gracias al protagonista de mi primer estudio de caso, Sam K., que no solo tuvo la amabilidad de permitirme utilizar su historia, sino que de hecho insistió en que lo hiciera. Sin su estímulo para poner mis pensamientos por escrito y su convicción de que había algo sobre lo que escribir, yo ni siquiera habría dado ese paso.

Muchas cosas cambiaron para mí cuando conocí a James Marcus. Su generosidad y su orientación han sido inmensamente útiles. Y me ha otorgado el beneficio de su amistad, por lo que le estoy muy agradecida.

Mi racha de buena suerte siguió cuando James me presentó a la que hoy es mi atenta, afectuosa y cuidadosa agente, Jin Auh. Tras leer un artículo y una breve propuesta, captó de inmediato la historia que yo quería contar y la urgencia que sentía por contarla. La perspicacia e intuición de Jin la llevaron a encontrar a la editora ideal para el libro: Hilary Redmon; no se me ocurre una editora más sensible y aguda. Hilary no se limitó a dar forma a un voluminoso manuscrito, sino que me reveló lo que mi libro podía y debía llegar a ser. Además, es un placer trabajar con ella.

Antes del libro existió un artículo, y estoy agradecida a Robert Wilson por aceptar publicarlo en *The American Scholar*, y a Sudip Bose por su amabilidad y sus pertinentes correcciones.

Durante décadas, Jed Levine ha sido una fuente de conocimientos sobre las demencias, pero es su consideración y su sensibilidad lo que le ha granjeado la confianza de tantas familias. El hecho de que compartiera conmigo algunas de sus historias ha significado para mí más de lo que puede expresarse con palabras.

Abby Nathanson confiaba en mi capacidad como terapeuta, y a ella le debo el privilegio de trabajar con numerosos cuidadores y, sobre todo, con líderes de grupos de apoyo, algunas de las personas más perceptivas y generosas que he conocido.

Vaya también mi agradecimiento a Marilucy Lopes, que me acompañó en algunas situaciones difíciles, y cuya calidez, humor y sabios consejos lo hacen todo más fácil.

Gracias a que Yaddo me proporcionó un lugar donde pensar, nadar y sentirme cuidada, mi libro pudo cuajar finalmente.

La Society Library de Nueva York y las personas que trabajan en ella hicieron que la formidable tarea de escribir resultara algo menos abrumadora.

También quiero dar las gracias a mis primeros lectores, Pamela Dailey y Kerry Fried, por sus comentarios en un momento crucial, y a Jonathan Galassi, por su fe en mi libro y sus cartas de recomendación.

Vaya asimismo mi agradecimiento a Joshua Knobe, Michael Gazzaniga y Daniel Schacter por su atenta lectura de varios capítulos del manuscrito.

Y un agradecimiento especial a Norman Doidge, cuya amabilidad y buen juicio, por no hablar del tiempo y esfuerzo invertidos, llegaron justo cuando lo necesitaba.

Soy muy afortunada por tener a un cariñoso hermano en Dmitry (Dima) Kiper, cuya predisposición a ayudar solo es equiparable a su capacidad de hacerlo.

Luego están mis viejos amigos, cuyo apoyo y regocijo general ante la perspectiva de este libro me ayudaron a continuar: Inna Buschell, Alisa Curley y Marina Flider.

También me gustaría dar las gracias a Arthur Krystal, mi amigo.

Y, por último, a mis padres, Masha (Mariya) y Alex Kiper, a quienes va dedicado este libro. Su amor y su bondad hicieron que todo fuera posible.

Notas

Prefacio

1. De hecho, Lúriya había animado a Sacks a seguir escribiendo sobre sus casos. Oliver Sacks, *The Man Who Mistook His Wife for a Hat and Other Clinical Tales*, Simon & Schuster, 1998, pp. 5-6 [trad. esp.: *El hombre que confundió a su mujer con un sombrero*, Barcelona, Anagrama, 2011].

2. Sacks, *Man Who Mistook His Wife*, pp. 3-6.

3. El de «reserva cognitiva» es un concepto complejo y suele aludir a distintos tipos de resiliencia. En general, define la diferencia entre el grado de daño cerebral y las manifestaciones externas de la patología. Existen varios modelos que explican esta importante discrepancia. Uno de ellos es el modelo de la «reserva cerebral»: algunas personas tienen un cerebro de mayor tamaño, con más neuronas y sinapsis, y eso le permitiría resistir mejor la patología. El uso que hago aquí de la expresión «reserva cognitiva» está en consonancia, en cambio, con el modelo «activo», que hace referencia a la capacidad del cerebro para compensar la

patología funcionado mediante redes neuronales alternativas. Yaakov Stern *et al.*, «Brain Reserve, Cognitive Reserve, Compensation, and Maintenance: Operationalization, Validity, and Mechanisms of Cognitive Resilience», *Neurobiology of Aging*, 83 (2019), pp. 124-129. Puede verse un análisis de los factores relativos al estilo de vida que podrían explicar la reserva cognitiva en Suhang Song, Yaakov Stern y Yian Gu, «Modifiable Lifestyle Factors and Cognitive Reserve: A Systematic Review of Current Evidence», *Ageing Research Reviews*, 74 (2022), p. 101551.

4. Sacks se refería específicamente al síndrome de Tourette, pero creo que esta afirmación también vale para las demencias. Oliver Sacks, *An Anthropologist on Mars: Seven Paradoxical Tales*, Vintage, 1995, p. 77 [trad. esp.: *Un antropólogo en Marte: Siete relatos paradójicos*, Barcelona, Anagrama, 2006].

5. Sacks, *Anthropologist on Mars*, p. XI.

6. Sacks, *Man Who Mistook His Wife*, p. 23.

7. Sacks, *Man Who Mistook His Wife*, p. 29.

8. Joseph R. Simpson, «DSM-5 and Neurocognitive Disorders», *Journal of the American Academy of Psychiatry and the Law Online*, 42.2 (2014), pp. 159-164.

9. Joon-Ho Shin, «Dementia Epidemiology Fact Sheet 2022», *Annals of Rehabilitation Medicine*, 46.2 (2022), p. 53.

10. Joseph Gaugler *et al.*, «2022 Alzheimer's Disease Facts and Figures», *Alzheimer's and Dementia*, 18.4 (2022), pp. 700-789.

11. Henry Brodaty y Marika Donkin, «Family Caregivers of People with Dementia», *Dialogues in Clinical Neuroscience*, 11.2 (2022), pp. 217-228.

12. Sacks, *Anthropologist on Mars*, pp. 244-296.

13. Sacks, *Man Who Mistook His Wife*, p. IX.

1. Borges en el Bronx

1. Jorge Luis Borges, «Funes el memorioso» (1942), en *Ficciones*, 1.ª ed. 1944 [hay una edición reciente: Barcelona, Lumen, 2019].

2. *Ibíd.*

3. *Ibíd.*

4. *Ibíd.*

5. Daniel L. Schacter, *The Seven Sins of Memory: How the Mind Forgets and Remembers*, Houghton Mifflin, 2002 [trad. esp.: *Los siete pecados de la memoria: Cómo olvida y recuerda la mente*, Barcelona, Ariel, 2003].

6. Schacter hace referencia aquí a la obra de Gerald Edelman; cfr. Gerald Edelman, *Bright Air, Brilliant Fire*, Basic Books, 1992. Daniel L. Schacter, *Searching for Memory: The Brain, the Mind, and the Past*, Basic Books, 1996, p. 52 [trad. esp.: *En busca de la memoria: El cerebro, la mente y el pasado*, Barcelona, Ediciones B, 1999].

7. Schacter, *Searching for Memory*, p. 71.

8. El lector encontrará una perspectiva general actualizada sobre los engramas en Sheena A. Josselyn y Susumu Tonegawa, «Memory Engrams: Recalling the Past and Imagining the Future», *Science*, 367.6473 (2020), p. eaaw4325.

9. *Ibíd.*

10. Schacter, *Searching for Memory*, p. 71.

11. Perrine Ruby *et al.*, «Perspective Taking to Assess Self-Personality: What's Modified in Alzheimer's Disease?», *Neurobiology of Aging*, 30.10 (2009), pp. 1637-1651.

12. En el capítulo titulado «El pecado del sesgo», Schacter destaca el papel dominante que desempeña «el yo» en la codificación y recuperación de la memoria. El yo no es un «observador neutral del mundo», puesto que recuerda los acontecimientos pasados bajo «una luz que le favorece»; cfr. *Searching for Memory*, pp. 150-153. El lector encontrará un ejemplo práctico de sesgo egocéntrico en Michael Ross y Fiore Sicoly, «Egocentric Biases in Availability and Attribution», *Journal of Personality and Social Psychology*, 37.3 (1979), p. 322. Pueden verse sendos análisis de la abrumadora influencia del yo en la memoria, en Anthony G. Greenwald, «The Totalitarian Ego», *American Psychologist*, 35.7 (1980), pp. 603-618; Cynthia S. Symons y Blair T. Johnson, «The Self-Reference Effect in Memory: A Meta-analysis», *Psychological Bulletin*, 121.3 (1997), p. 371; y Martin A. Conway, «Memory and the Self», *Journal of Memory and Language*, 53.4 (2005), pp. 594-628. Sobre la capacidad de autoprotección de la memoria, véase Constantine Sedikides y Jeffrey D. Green, «Memory as a Self-Protective Mechanism», *Social and Personality Psychology Compass*, 3.6 (2009), pp. 1055-1068.

13. Oliver Sacks, «The Abyss: Music and Amnesia», *New Yorker*, 24 (2007), pp. 100-112.

14. Garvin Brod, Markus Werkle-Bergner y Yee Lee Shing, «The Influence of Prior Knowledge on Mem-

ory: a Developmental Cognitive Neuroscience Perspective», *Frontiers in Behavioral Neuroscience*, 7 (2013), p. 139.

15. Sobre la memoria explícita e implícita, véase Daniel L. Schacter, C.-Y. Peter Chiu y Kevin N. Ochsner, «Implicit Memory: A Selective Review», *Annual Review of Neuroscience*, 16.1 (1993), pp. 159-182. Con respecto a la investigación actual sobre la memoria implícita, véase Daniel L. Schacter, «Implicit Memory, Constructive Memory, and Imagining the Future: A Career Perspective», *Perspectives on Psychological Science*, 14.2 (2019), pp. 256-272.

16. Alan J. Parkin, «Residual Learning Capability in Organic Amnesia», *Cortex*, 18.3 (1982), pp. 417-440. De hecho, no solo puede persistir el temor, sino también los sentimientos de felicidad y tristeza. Justin S. Feinstein, Melissa C. Duff y Daniel Tranel, «Sustained Experience of Emotion After Loss of Memory in Patients with Amnesia», *Proceedings of the National Academy of Sciences*, 107.17 (2010), pp. 7674-7679.

17. Vilayanur S. Ramachandran y Diane Rogers-Ramachandran, «Hidden in Plain Sight», *Scientific American Mind*, 16.4 (2005), pp. 16-18. Nuestra aversión a la ambigüedad se ha estudiado mayoritariamente en relación con el sistema visual. Pero, como explica Daniel Kahneman en su influyente libro *Pensar rápido, pensar despacio*, en general el cerebro suprime de forma natural la ambigüedad y crea una sensación de coherencia porque le resulta más fácil. Daniel Kahneman, *Thinking, Fast and Slow*, Farrar, Straus and Giroux, 2013, pp. 79-83

[trad. esp.: *Pensar rápido, pensar despacio*, Barcelona, Debate, 2012].
18. Borges, «Funes el memorioso».

2. La niña débil

1. Franz Kafka, *Die Verwandlung*, 1915 [trad. esp.: *La metamorfosis*, Madrid, Revista de Occidente, 1915; hay varias ediciones recientes].
2. John Bowlby, «Attachment and Loss: Retrospect and Prospect», *American Journal of Orthopsychiatry*, 52.4 (1982), p. 664.
3. Mary D. Salter Ainsworth, «Attachment as Related to Mother-Infant Interaction», en Jay S. Rosenblatt *et al.*, *Advances in the Study of Behavior*, vol. 9, Academic Press, 1979, pp. 1-51.
4. Bowlby postulaba que los sistemas de apego nos afectan toda la vida, «de la cuna a la tumba»; cfr. Bowlby, «Attachment and Loss». Puede encontrarse una buena visión general de cómo los sistemas de apego influyen en numerosos aspectos propios y ajenos, y en cómo afrontamos el estrés, en Mario Mikulincer y Phillip R. Shaver, «The Attachment Behavioral System in Adulthood: Activation, Psychodynamics, and Interpersonal Processes», en M. P. Zanna (ed.), *Advances in Experimental Social Psychology*, vol. 35, Nueva York, Academic Press, 2003, pp. 53-152.
5. Howard Gardner, *The Mind's New Science: A History of the Cognitive Revolution*, Basic Books, 1987 [trad. esp.: *La nueva ciencia de la mente: Historia de la revolución cognitiva*, Barcelona, Paidós, 2004].

6. Sigmund Freud, «Das Unbewusste» (1915) [trad. esp.: «Lo inconsciente», en *Obras completas*, vol. XIV, Buenos Aires, Amorrortu, 1979].

7. John F. Kihlstrom, «The Cognitive Unconscious», *Science*, 237.4821 (1987), pp. 1445-1452.

8. Timothy D. Wilson, *Strangers to Ourselves: Discovering the Adaptive Unconscious*, Cambridge (MA), Harvard University Press, 2002.

9. Daniel M. Wegner, «Précis of the Illusion of Conscious Will», *Behavioral and Brain Sciences*, 27.5 (2004), pp. 649-659.

10. Christof Koch y Francis Crick, «The Zombie Within», *Nature*, 411.6840 (2001), p. 893.

11. La pericia, la destreza, los hábitos, la consecución de objetivos y muchos otros sofisticados procesos cognitivos forman parte del repertorio inconsciente y no requieren del esfuerzo mental de los procesos conscientes. John A. Bargh y Melissa J. Ferguson, «Beyond Behaviorism: On the Automaticity of Higher Mental Processes», *Psychological Bulletin*, 126.6 (2000), p. 925; John A. Bargh *et al.*, «The Automated Will: Nonconscious Activation and Pursuit of Behavioral Goals», *Journal of Personality and Social Psychology*, 81.6 (2001), p. 1014; John A. Bargh y Erin L. Williams, «The Automaticity of Social Life», *Current Directions in Psychological Science*, 15.1 (2006), pp. 1-4.

12. Siempre que actuamos y tomamos decisiones tendemos a percibir que entra en juego la voluntad consciente (y, por ende, a sobrevalorarla). Wegner, «Précis of the Illusion of Conscious Will»; Ruud Custers y Henk Aarts, «The Unconscious Will: How the

Pursuit of Goals Operates Outside of Conscious Awareness», *Science*, 329.5987 (2010), pp. 47-50; Roy F. Baumeister, E. J. Masicampo y Kathleen D. Vohs, «Do Conscious Thoughts Cause Behavior?», *Annual Review of Psychology*, 62 (2011), pp. 331-361; John A. Bargh y Ezequiel Morsella, «The Unconscious Mind», *Perspectives on Psychological Science*, 3.1 (2008), pp. 73-79. Tiene sentido que subestimemos nuestros procesos automáticos y, por extensión, sobreestimemos la conciencia, dado que, como señala Wilson, esa impercepción constituye uno de los rasgos definitorios del inconsciente; cfr. Wilson, *Strangers to Ourselves*, p. 5. Este tema se trata con más detalle en el capítulo 5.

13. Wilson, *Strangers to Ourselves*, p. 22.

14. Norman Doidge, *The Brain That Changes Itself: Stories of Personal Triumph from the Frontiers of Brain Science*, Nueva York, Penguin, 2007, p. 209 [trad. esp.: *El cerebro se cambia a sí mismo*, Madrid, Aguilar, 2008].

15. Bowlby creía que los sistemas de apego son especialmente evidentes en las épocas de mala salud y de pérdida. John Bowlby, «The Bowlby-Ainsworth Attachment Theory», *Behavioral and Brain Sciences*, 2.4 (1979), pp. 637-638. Diversos investigadores han respaldado el postulado de Bowlby al revelar que los sistemas de apego devienen más activos con el envejecimiento, y en especial con las demencias. C. J. Browne y E. Shlosberg, «Attachment Theory, Ageing and Dementia: A Review of the Literature», *Aging and Mental Health*, 10.2 (2006), pp. 134-142. De hecho, ante una situación de pérdida, angustia o

enfermedad, las personas tienden a buscar una «figura de apego». Giacomo d'Elia, «Attachment: A Biological Basis for the Therapeutic Relationship?», *Nordic Journal of Psychiatry*, 55.5 (2001), pp. 329-336. Y dado que la «figura de apego» de un paciente con demencia suele ser su cuidador, no es de extrañar que este sea también quien se ve afectado por diversos comportamientos repetitivos del paciente tales como seguirlo a todas partes, aferrarse a él o llamarlo constantemente, aparte de otros como la fijación por objetos y lugares que representan seguridad.

16. Bère Miesen, un psicólogo neerlandés especializado en la investigación de la demencia, postula que las personas con demencia pueden seguir respondiendo a su dolencia aun después de que su «percepción» de esta haya desaparecido, dado que la enfermedad genera un estrés constante relacionado con la separación, la pérdida, la impotencia y el desplazamiento. Ese es el origen de lo que él califica de «fijación parental» observada en pacientes con demencia en residencias de ancianos. Bère M. L. Miesen, «Alzheimer's Disease, the Phenomenon of Parent Fixation and Bowlby's Attachment Theory», *International Journal of Geriatric Psychiatry*, 8.2 (1993), pp. 147-153; Bère Miesen, *Dementia in Close-up: Understanding and Caring for People with Dementia*, Routledge, 1999. Otros investigadores han llegado a conclusiones similares; véase, por ejemplo, Hannah Osborne, Graham Stokes y Jane Simpson, «A Psychosocial Model of Parent Fixation in People with Dementia: The Role of Personality and Attach-

ment», *Aging and Mental Health*, 14.8 (2010), pp. 928-937.

17. Aunque se ha investigado muy poco sobre este tema, parece que los patrones de apego previos a la aparición del alzhéimer siguen influyendo luego en el modo en el que los pacientes afrontan la enfermedad y en cómo se manifiestan los síntomas. Carol Magai y Stewart I. Cohen, «Attachment Style and Emotion Regulation in Dementia Patients and Their Relation to Caregiver Burden», *Journals of Gerontology. Series B: Psychological Sciences and Social Sciences*, 53.3 (1998), pp. 147-154.

18. Por desgracia, no se ha investigado mucho acerca de cómo afecta el apego a la díada cuidador/paciente. La demencia también potencia el apego en los propios cuidadores. Reidun Ingebretsen y Per Erik Solem, «Spouses of Persons with Dementia: Attachment, Loss and Coping», *Norsk Epidemiologi*, 8.2 (1998).

19. Los procesos automáticos y controlados tienden a diferir: el procesamiento automático (el preferido de nuestro cerebro) no requiere esfuerzo, es eficiente, rígido y difícil de detener; el consciente es flexible, requiere esfuerzo y resulta cognitivamente más agotador. Robert S. Wyer Jr., *The Automaticity of Everyday Life: Advances in Social Cognition*, vol. X, Psychology Press, 2014. Puede verse una guía práctica sobre las características de los procesos inconscientes *versus* conscientes en Wilson, *Strangers to Ourselves*, p. 49.

20. El hecho de que a nuestro cerebro no le preocupe la razón perfecta y se conforme con lo que le parece

«suficientemente bueno» constituye de hecho un rasgo adaptativo. Esta es la idea que subyace a la investigación sobre la llamada «racionalidad limitada», que revela que nuestro cerebro se arriesga a cometer errores y llevarnos por mal camino a cambio de una mayor facilidad y eficacia. Gerd Gigerenzer y Reinhard Selten (eds.), *Bounded Rationality: The Adaptive Toolbox*, MIT Press, 2002.

21. Se ha descrito a nuestro cerebro como un «avaro cognitivo» y «perezoso», que generalmente prefiere ser «rápido y frugal», y tiende a seguir la vía del «menor esfuerzo mental», favoreciendo el hábito frente a la dificultad del cambio. W. J. McGuire, «The Nature of Attitudes and Attitude Change», en Elliot Aronson y Gardner Lindzey (eds.), *The Handbook of Social Psychology*, 2.ª ed., vol. 3, Addison-Wesley, 1969, pp. 136-314; Shelley E. Taylor, «The Interface of Cognitive and Social Psychology», *Cognition, Social Behavior, and the Environment*, 1 (1981), pp. 189-211; Gerd Gigerenzer y Daniel G. Goldstein, «Reasoning the Fast and Frugal Way: Models of Bounded Rationality», *Psychological Review*, 103.4 (1996), p. 650; Michael Ballé, «La loi du moindre effort mental: Les représéntations mentales», *Sciences humaines (Auxerre)*, 128 (2002), pp. 36-39; A. David Redish, *The Mind Within the Brain: How We Make Decisions and How Those Decisions Go Wrong*, Oxford University Press, 2013; Wouter Kool *et al.*, «Decision Making and the Avoidance of Cognitive Demand», *Journal of Experimental Psychology: General*, 139.4 (2010), p. 665.

22. Uno de los rasgos definitorios de los procesos cons-

cientes es que son intrínsecamente forzados (es decir, que requieren esfuerzo), y, en consecuencia, cuestan más energía al cerebro. Jan-Ake Nilsson, «Metabolic Consequences of Hard Work», *Proceedings of the Royal Society of London. Series B: Biological Sciences*, 269.1501 (2002), pp. 1735-1739.

23. Veremos en el capítulo 5 por qué nuestra mente se apresura a recurrir a procesos inconscientes eficientes cuando se la pone a prueba o se ve mermada.

3. Ceguera ante la demencia

1. Franz Carl Muller-Lyer, *Formen der Ehe, der Familie und der Verwandtschaft*, vol. 3, J. F. Lehmann, 1911.
2. Daniel Kahneman, *Thinking, Fast and Slow*, Farrar, Straus and Giroux, 2013, pp. 19-30.
3. Gordon L. Walls, «The Filling-In Process», *Optometry and Vision Science*, 31.7 (1954), pp. 329-341; Vilayanur S. Ramachandran, «Blind Spots», *Scientific American*, 266.5 (1992), pp. 86-91. Puede verse una descripción de cuándo nuestro sistema perceptivo «rellena los huecos» y cuándo no, en Lothar Spillmann *et al.*, «Perceptual Filling-In from the Edge of the Blind Spot», *Vision Research*, 46.25 (2006), pp. 4252-4257.
4. Véase Richard L. Gregory, «The Confounded Eye», *Illusion in Nature and Art* (1973), pp. 49-96.
5. Concretamente, los fallos o errores que cometemos representan una solución de compromiso a cambio de percibir un mundo más estable, menos ambiguo y menos ruidoso, lo que a su vez nos permite transitar

por él con mayor facilidad y eficacia. Andy Clark, *Suring Uncertainty: Prediction, Action, and the Embodied Mind*, Oxford University Press, 2016, p. 51.

6. Tenemos tendencia a creer que nuestras percepciones del mundo son un reflejo de cómo es realmente, y, debido a ello, sobreestimamos nuestra precisión y objetividad. Este sesgo, denominado «realismo ingenuo», vale tanto para nuestras percepciones visuales como para nuestra cosmovisión cotidiana. Harvey S. Smallman y Mark John, «Naive Realism: Limits of Realism as a Display Principle», *Proceedings of the Human Factors and Ergonomics Society Annual Meeting*, 49, n.º 17 (2005); Andrew Ward, «Naive Realism in Everyday Life: Implications for Social Conflict», *Values and Knowledge*, 103 (1996).

7. David Marr, *Vision: A Computational Investigation into the Human Representation and Processing of Visual Information*, San Francisco, W. H. Freeman, 1982.

8. Esta idea se remonta a la teoría de la inferencia inconsciente de Helmholtz. Cfr. Hermann von Helmholtz, *Handbuch der Physiologischen Optik: Mit 213 in den Text Eingedruckten Holzschnitten und 11 Tafeln*, vol. 9, Voss, 1867. Pueden encontrarse ejemplos actuales de argumentación activa o «descendente» en Patricia S. Churchland, Vilayanur S. Ramachandran y Terrence J. Sejnowski, «A Critique of Pure Vision», en *Large-Scale Neuronal Theories of the Brain*, Christof Koch y Joel L. David (eds.), MIT Press, 1993; Andy Clark, «Whatever Next? Predictive Brains, Situated Agents, and the Future of Cognitive

Science», *Behavioral and Brain Sciences*, 36.3 (2013), pp. 181-204; Andy Clark, «Perceiving as Predicting», *Perception and Its Modalities*, (2014), pp. 23-43.

9. El lector encontrará un análisis de la utilidad del modelo interno en Tai Sing Lee, «The Visual System's Internal Model of the World», *Proceedings of the IEEE*, 103.8 (2015), pp. 1359-1378.

10. Clark, *Suring Uncertainty*, p. 225.

11. Nassim Nicholas Taleb, *The Black Swan: The Impact of the Highly Improbable*, Random House, 2007, pp. 63-84 [trad. esp.: *El cisne negro*, Barcelona, Paidós, 2012].

12. Burrhus Frederic Skinner, «"Superstition" in the Pigeon», *Journal of Experimental Psychology*, 38.2 (1948), p. 168.

13. Diversos psicólogos cognitivos han respaldado la investigación de Skinner sobre la superstición como subproducto del aprendizaje accidental, que requiere establecer asociaciones. Jan Beck y Wolfgang Forstmeier, «Superstition and Belief as Inevitable By-Products of an Adaptive Learning Strategy», *Human Nature*, 18.1 (2007), pp. 35-46.

14. B. F. Skinner, «The Experimental Analysis of Behavior», *American Scientist*, 45.4 (1957), pp. 343-371.

15. Gregory J. Madden, Eric E. Ewan y Carla H. Lagorio, «Toward an Animal Model of Gambling: Delay Discounting and the Allure of Unpredictable Outcomes», *Journal of Gambling Studies*, 23.1 (2007), pp. 63-83.

16. Daniel L. Schacter, «The Seven Sins of Memory: Insights from Psychology and Cognitive Neuroscience», *American Psychologist*, 54.3 (1999), p. 182.

17. Michael Shermer, *The Believing Brain: From Ghosts and Gods to Politics and Conspiracies — How We Construct Beliefs and Reinforce Them as Truths*, Nueva York, St. Martin's Griffin, 2012.

18. Para saber por qué nos parece más seguro presuponer una relación de causa-efecto entre dos acontecimientos, véase Kevin R. Foster y Hanna Kokko, «The Evolution of Superstitious and Superstition-like Behaviour», *Proceedings of the Royal Society of London. Series B: Biological Sciences*, 276.1654 (2009), pp. 31-37.

19. Shermer, *Believing Brain*, p. 62.

20. Jennifer A. Whitson y Adam D. Galinsky, «Lacking Control Increases Illusory Pattern Perception», *Science*, 322.5898 (2008), pp. 115-117.

21. Las ilusiones cognitivas son igual de difíciles de superar porque, como las visuales, también se ejecutan automáticamente. Nos cuesta «desactivarlas» en tanto que ello requiere el tipo de vigilancia y cuestionamiento constantes que nuestro cerebro, adaptativamente perezoso, tiende a evitar. Cfr. Kahneman, *Thinking, Fast and Slow*, pp. 27-28.

4. Chéjov y el intérprete del hemisferio izquierdo del cerebro

1. Michael S. Gazzaniga y Joseph E. LeDoux, «The Split Brain and the Integrated Mind», en *The Integrated Mind*, Springer, 1978, pp. 1-7; Michael S. Gazzaniga, «Organization of the Human Brain», *Science*, 245.4921 (1989), pp. 947-952; Michael S. Gazzani-

ga, «Cerebral Specialization and Interhemispheric Communication: Does the Corpus Callosum Enable the Human Condition?», *Brain*, 123.7 (2000), pp. 1293-1326.

2. Michael Gazzaniga, *Who's in Charge? Free Will and the Science of the Brain*, Ecco, 2012, pp. 94-95 [trad. esp.: *¿Quién manda aquí? El libre albedrío y la ciencia del cerebro*, Barcelona, Paidós, 2012].

3. William Hirstein y Vilayanur S. Ramachandran, «Capgras Syndrome: A Novel Probe for Understanding the Neural Representation of the Identity and Familiarity of Persons», *Proceedings of the Royal Society of London. Series B: Biological Sciences*, 264.1380 (1997), pp. 437-444.

4. John M. Doran, «The Capgras Syndrome: Neurological/Neuropsychological Perspectives», *Neuropsychology*, 4.1 (1990), p. 29.

5. Stanley Schachter y Jerome Singer, «Cognitive, Social, and Physiological Determinants of Emotional State», *Psychological Review*, 69.5 (1962), p. 379.

6. Patricia Churchland, *Brain-wise: Studies in Neurophilosophy*, MIT Press, 2002, p. 64.

7. La noción de un «yo verdadero» es una extensión del esencialismo característico de las primeras fases de nuestro desarrollo. Paul Bloom, «Précis of How Children Learn the Meanings of Words», *Behavioral and Brain Sciences*, 24.6 (2001), pp. 1095-1103; Paul Bloom, «Water as an Artifact Kind», en *Creations of the Mind: Theories of Artifacts and Their Representation*, Oxford University Press, 2007, pp. 150-156.

8. Nina Strohminger, Joshua Knobe y George Newman, «The True Self: A Psychological Concept Distinct

from the Self», *Perspectives on Psychological Science*, 12.4 (2017), pp. 551-560; Andrew G. Christy, Rebecca J. Schlegel y Andrei Cimpian, «Why Do People Believe in a "True Self"? The Role of Essentialist Reasoning About Personal Identity and the Self», *Journal of Personality and Social Psychology*, 117.2 (2019), p. 386.

9. Nina Strohminger y Shaun Nichols, «The Essential Moral Self», *Cognition*, 131.1 (2014), pp. 159-171.

10. George E. Newman, Paul Bloom y Joshua Knobe, «Value Judgments and the True Self», *Personality and Social Psychology Bulletin*, 40.2 (2014), pp. 203-216; Strohminger, Knobe y Newman, «The True Self»; Julian De Freitas *et al.*, «Consistent Belief in a Good True Self in Misanthropes and Three Interdependent Cultures», *Cognitive Science*, 42 (2018), pp. 134-160.

11. Daniel Kahneman y Jason Riis, «Living, and Thinking About It: Two Perspectives on Life», *The Science of Well-Being*, 1 (2005), pp. 285-304.

12. Antón Chéjov, *Diadia Vanya* (1899) [trad. esp.: *Tío Vania*; hay varias ediciones recientes].

5. El insistente y pertinaz director general

1. Gazzaniga, *Who's in Charge?*, pp. 44-73.

2. David Eagleman, *Incognito: The Secret Lives of the Brain,* Vintage, 2012, p. 143 [trad. esp.: *Incógnito: Las vidas secretas del cerebro*, Barcelona, Anagrama, 2013].

3. Este influyente estudio suscitó un gran debate. Hay

que señalar que Libet no creía que su investigación demostrara que no existe el libre albedrío, y, de hecho, sigue sosteniendo que la conciencia tiene «poder de veto». Benjamin Libet, Curtis A. Gleason, Elwood W. Wright y Dennis K. Pearl, «Time of Conscious Intention to Act in Relation to Onset of Cerebral Activity (Readiness-Potential): The Unconscious Initiation of a Freely Voluntary Act», *Brain*, 106 (1983), p. 623; Benjamin Libet, «Unconscious Cerebral Initiative and the Role of Conscious Will in Voluntary Action», *Behavioral and Brain Sciences*, 8.4 (1985), pp. 529-539; Benjamin Libet, «Do We Have Free Will?», *Journal of Consciousness Studies*, 6.8-9 (1999), pp. 47-57. Hay muchas críticas al estudio de Libet. Algunos han argumentado que resulta demasiado «superficial» o «intrascendente» para revelar algo tan complejo como la naturaleza del libre albedrío; otros han cuestionado la validez del denominado «potencial de disponibilidad». Pueden consultarse los diversos argumentos a favor y en contra, en Eoin Travers, Maja Friedemann y Patrick Haggard, «The Readiness Potential Relects Expectation, Not Uncertainty, in the Timing of Action», *bioRxiv*, (2020).

4. Daniel M. Wegner, «The Mind's Best Trick: How We Experience Conscious Will», *Trends in Cognitive Sciences*, 7.2 (2003), pp. 65-69.

5. David Eagleman, *The Brain: The Story of You*, Pantheon, 2015, pp. 94-95 [trad. esp.: *El cerebro: Nuestra historia*, Barcelona, Anagrama, 2017]; Joaquim Pereira Brasil-Neto *et al.*, «Focal Transcranial Magnetic Stimulation and Response Bias in a Forced-Choice Task», *Journal of Neurology, Neurosurgery*

and Psychiatry, 55.10 (1992), pp. 964-966.

6. Sobre los sesgos raciales, véase Jeffrey J. Rachlinski *et al.*, «Does Unconscious Racial Bias Affect Trial Judges?», *Notre Dame Law Review*, 84 (2008), p. 1195; y David Arnold, Will Dobbie y Crystal S. Yang, «Racial Bias in Bail Decisions», *Quarterly Journal of Economics*, 133.4 (2018), pp. 1885-1932. Sobre los sesgos en general y los errores heurísticos, véase Eyal Peer y Eyal Gamliel, «Heuristics and Biases in Judicial Decisions», *Court Review*, 49 (2013), p. 114. Sobre el efecto de las punzadas de hambre en las decisiones relativas a la libertad condicional, véase Shai Danziger, Jonathan Levav y Liora Avnaim-Pesso, «Extraneous Factors in Judicial Decisions», *Proceedings of the National Academy of Sciences*, 108.17 (2011), pp. 6889-6892. Sobre los efectos del mal tiempo y del partido de la noche anterior en las decisiones judiciales, véase Daniel L. Chen, «This Morning's Breakfast, Last Night's Game: Detecting Extraneous Factors in Judging», Institute for Advanced Study in Toulouse, IAST Working Papers, 2016, pp. 16-49. Es importante señalar que el estudio de los «jueces hambrientos» no ha estado exento de críticas; véase Andreas Glockner, «The Irrational Hungry Judge Effect Revisited: Simulations Reveal That the Magnitude of the Effect Is Overestimated», *Judgment and Decision Making*, 11.6 (2016), p. 601.

7. Crick y Koch sostienen que la conciencia existe para controlar los sistemas zombis. Francis Crick y Christof Koch, «Constraints on Cortical and Thalamic Projections: The No-Strong-Loops Hypothesis», *Nature*, 391.6664 (1998), pp. 245-250.

8. Eagleman, *Incognito*, p. 142.

9. Michael S. Gazzaniga, *The Consciousness Instinct: Unraveling the Mystery of How the Brain Makes the Mind*, Farrar, Straus and Giroux, 2018 [trad. esp.: *El instinto de la conciencia: Cómo el cerebro crea la mente*, Barcelona, Paidós, 2019].

10. Mark E. Nelson y James M. Bower, «Brain Maps and Parallel Computers», *Trends in Neurosciences*, 13.10 (1990), pp. 403-408.

11. Paul Bloom, *Descartes' Baby: How the Science of Child Development Explains What Makes Us Human*, Basic Books, 2005.

12. Maciej Chudek *et al.*, «Developmental and Cross-Cultural Evidence for Intuitive Dualism», *Psychological Science*, 20 (2013), pp. 1-19; Maira Roazzi, Melanie Nyhof y Carl Johnson, «Mind, Soul and Spirit: Conceptions of Immaterial Identity in Different Cultures», *International Journal for the Psychology of Religion*, 23.1 (2013), pp. 75-86; H. Clark Barrett *et al.*, «Intuitive Dualism and Afterlife Beliefs: A Cross-Cultural Study», *Cognitive Science*, 45.6 (2021), p. e12992.

13. El neurocientífico social Matthew Lieberman explica que todos somos dualistas porque existe un abismo neuronal en el cerebro entre cómo concebimos las mentes y cómo concebimos los cuerpos. Matthew D. Lieberman, *Social: Why Our Brains Are Wired to Connect*, Nueva York, Crown, 2014, p. 186.

14. Las regiones cerebrales involucradas en el razonamiento sobre el mundo físico no son las mismas que intervienen en el razonamiento sobre el mundo mental. Rebecca Saxe y Nancy Kanwisher, «People

Thinking About Thinking People: The Role of the Temporo-Parietal Junction in "Theory of Mind"», en Gary G. Berntson y John T. Cacioppo (eds.), *Social Neuroscience*, Psychology Press, 2013, pp. 171-182. Diversos estudios sobre el desarrollo infantil revelan que, de forma natural, los bebés piensan de manera diversa cuando lo hacen sobre objetos físicos o estados mentales. Valerie A. Kuhlmeier, Paul Bloom y Karen Wynn, «Do 5-Month-Old Infants See Humans as Material Objects?», *Cognition*, 94.1 (2004), pp. 95-103; Maria Legerstee, «A Review of the Animate-Inanimate Distinction in Infancy: Implications for Models of Social and Cognitive Knowing», *Early Development and Parenting*, 1.2 (1992), pp. 59-67.

15. Gilbert Ryle, *The Concept of Mind*, Routledge, 2009 [trad. esp.: *El concepto de lo mental*, Barcelona, Paidós, 2005].

16. Hasta los neurocientíficos que rechazan decididamente la distinción mente-cuerpo incurren en el uso de conceptos y lenguajes dualistas en sus escritos. Liad Mudrik y Uri Maoz, «"Me and My Brain": Exposing Neuroscience's Closet Dualism», *Journal of Cognitive Neuroscience*, 27.2 (2015), pp. 211-221.

6. Cuando cada día es domingo

1. Dios también puede actuar como una figura de apego incorpórea. Aaron D. Cherniak *et al.*, «Attachment Theory and Religion», *Current Opinion in Psychology*, 40 (2021), pp. 126-130.

2. Michael Tomasello, «The Ultra-Social Animal», *European Journal of Social Psychology*, 44.3 (2014), pp. 187-194.

3. Gerald Echterhoff, E. Tory Higgins y John M. Levine, «Shared Reality: Experiencing Commonality with Others' Inner States About the World», *Perspectives on Psychological Science*, 4.5 (2009), pp. 496-521; Gerald Echterhoff y E. Tory Higgins, «Shared Reality: Construct and Mechanisms», *Current Opinion in Psychology*, 23 (2018), pp. IV-VII.

4. Los humanos somos proclives a utilizar nuestros conocimientos, creencias y experiencia como fiel indicativo de lo que los demás piensan y sienten. Se cree que esta tendencia es un efecto secundario de lo que los psicólogos definen como nuestro «egocentrismo» natural a la hora de adoptar perspectivas. Un ejemplo de ello es el llamado «efecto de falso consenso», un sesgo que nos lleva a pensar que los demás comparten nuestro punto de vista más de lo que realmente lo hacen. Lee Ross, David Greene y Pamela House, «The "False Consensus Effect": An Egocentric Bias in Social Perception and Attribution Processes», *Journal of Experimental Social Psychology*, 13.3 (1977), pp. 279-301; Boaz Keysar, Linda E. Ginzel y Max H. Bazerman, «States of Affairs and States of Mind: The Effect of Knowledge of Beliefs», *Organizational Behavior and Human Decision Processes*, 64.3 (1995), pp. 283-293; Nicholas Epley *et al.*, «Perspective Taking as Egocentric Anchoring and Adjustment», *Journal of Personality and Social Psychology*, 87.3 (2004), p. 327; Nicholas Epley, Carey K. Morewedge y Boaz Keysar, «Perspective Taking in Children

and Adults: Equivalent Egocentrism but Differential Correction», *Journal of Experimental Social Psychology*, 40.6 (2004), pp. 760-768. También hay un sesgo cognitivo, llamado «maldición del conocimiento», que nos induce a sobreestimar el conocimiento que otros tienen sobre algo que hemos aprendido o en lo que somos expertos. Colin Camerer, George Loewenstein y Martin Weber, «The Curse of Knowledge in Economic Settings: An Experimental Analysis», *Journal of Political Economy*, 97.5 (1989), pp. 1232-1254; Susan A. J. Birch *et al.*, «A "Curse of Knowledge" in the Absence of Knowledge? People Misattribute Fluency When Judging How Common Knowledge Is Among Their Peers», *Cognition*, 166 (2017), pp. 447-458. Existe asimismo una «ilusión de transparencia» que nos lleva a sobreestimar en qué medida los demás son capaces de hacerse partícipes de nuestros sentimientos. Thomas Gilovich, Kenneth Savitsky y Victoria Husted Medvec, «The Illusion of Transparency: Biased Assessments of Others' Ability to Read One's Emotional States», *Journal of Personality and Social Psychology*, 75.2 (1998), p. 332.

5. James A. Coan y John J. B. Allen, «Frontal EEG Asymmetry as a Moderator and Mediator of Emotion», *Biological Psychology*, 67.1-2 (2004), pp. 7-50; James A. Coan, John J. B. Allen y Patrick E. McKnight, «A Capability Model of Individual Differences in Frontal EEG Asymmetry», *Biological Psychology*, 72.2 (2006), pp. 198-207. Un metaanálisis revela que las cortezas prefrontales ventrolaterales derecha e izquierda tienen un papel esencial en la regulación de las emociones. Nils Kohn *et al.*, «Neural Network of

Cognitive Emotion Regulation — An ALE Meta-analysis and MACM Analysis», *Neuroimage*, 87 (2014), pp. 345-355.

6. Las formas de regulación automáticas están asociadas a la corteza prefrontal ventromedial y orbitomedial. Mohammed R. Milad *et al.*, «Thickness of Ventromedial Prefrontal Cortex in Humans Is Correlated with Extinction Memory», *Proceedings of the National Academy of Sciences*, 102.30 (2005), p. 13; Gregory Quirk y Jennifer S. Beer, «Prefrontal Involvement in the Regulation of Emotion: Convergence of Rat and Human Studies», *Current Opinion in Neurobiology*, 16.6 (2006), pp. 723-727; Demetrio Sierra-Mercado Jr. *et al.*, «Inactivation of the Ventromedial Prefrontal Cortex Reduces Expression of Conditioned Fear and Impairs Subsequent Recall of Extinction», *European Journal of Neuroscience*, 24.6 (2006), pp. 1751-1758.

7. Las formas de regulación forzadas requieren más atención, memoria de trabajo y reevaluación, asociadas a la sección lateral de la corteza prefrontal. Kevin N. Ochsner *et al.*, «Rethinking Feelings: An FMRI Study of the Cognitive Regulation of Emotion», *Journal of Cognitive Neuro-science*, 14.8 (2002), pp. 1215-1229; Kevin N. Ochsner y James J. Gross, «The Cognitive Control of Emotion», *Trends in Cognitive Sciences*, 9.5 (2005), pp. 242-249. Sentir respaldo social ahorra al cerebro la tarea, metabólicamente costosa, de la regulación forzada en la corteza prefrontal; parece que esta se da a nivel subcortical. Lane Beckes y James A. Coan, «Social Baseline Theory: The Role of Social Proximity in Emotion and Economy of Action», *Social and Personality Psycho-*

logy Compass, 5.12 (2011), pp. 976-988; Lane Beckes y David A. Sbarra, «Social Baseline Theory: State of the Science and New Directions», *Current Opinion in Psychology*, 43 (2022), pp. 36-41.

8. Dennis R. Proffitt, «Embodied Perception and the Economy of Action», *Perspectives on Psychological Science*, 1.2 (2006), pp. 110-122; James A. Coan y David A. Sbarra, «Social Baseline Theory: The Social Regulation of Risk and Effort», *Current Opinion in Psychology*, 1 (2015), pp. 87-91.

9. Lane Beckes, James A. Coan y Karen Hasselmo, «Familiarity Promotes the Blurring of Self and Other in the Neural Representation of Threat», *Social Cognitive and Affective Neuroscience*, 8.6 (2013), pp. 670-677.

10. James A. Coan, «Toward a Neuroscience of Attachment», en Jude Cassidy y Phillip R. Shaver (eds.), *Handbook of Attachment: Theory, Research, and Clinical Applications*, 2.ª ed., Nueva York, Guilford Press, 2008, pp. 241-268.

11. James A. Coan, Hillary S. Schaefer y Richard J. Davidson, «Lending a Hand: Social Regulation of the Neural Response to Threat», *Psychological Science*, 17.12 (2006), pp. 1032-1039.

12. Matthew D. Lieberman y Naomi I. Eisenberger, «Pains and Pleasures of Social Life», *Science*, 323.5916 (2009), pp. 890-891.

13. Las regiones cerebrales que registran la afición al chocolate (y otros placeres) se muestran igualmente aficionadas a la justicia, que también se percibe como algo intensamente gratificante. Cfr. Lieberman, *Social*, p. 75.

14. John Cacioppo y William Patrick, *Loneliness: Human Nature and the Need for Social Connection*, W. W. Norton, 2009, pp. 35-51.

15. Es limitado porque los diversos tipos de colición echan mano de una misma fuente de energía. Matthew T. Gailliot *et al.*, «Self-control Relies on Glucose as a Limited Energy Source: Willpower Is More than a Metaphor», *Journal of Personality and Social Psychology*, 92.2 (2007), p. 325.

16. Kahneman explica que cometemos más «errores intuitivos» y nos cuesta más resistirnos a la tentación (desde cigarrillos hasta galletas) cuando nos hallamos en un estado de agotamiento del ego; cfr. Kahneman, *Thinking, Fast and Slow*, pp. 42-44. No es de extrañar que a los cuidadores les cueste superar todas las intuiciones que impiden tratar eficazmente a los pacientes con demencia (como, por ejemplo, reprimir nuestros sesgos dualistas). Aceptar la realidad de otra persona o adaptarse a ella requiere autocontrol en tanto que implica superar nuestra inherente perspectiva egocéntrica. Lieberman, *Social*, pp. 208-216; Jessica R. Cohen, Elliot T. Berkman y Matthew D. Lieberman, «Intentional and Incidental Self-Control in Ventrolateral PFC», *Principles of Frontal Lobe Function*, 2 (2013), pp. 417-440; Charlotte E. Hartwright, Ian A. Apperly y Peter C. Hansen, «The Special Case of Self-Perspective Inhibition in Mental, but Not Non-Mental, Representation», *Neuropsychologia*, 67 (2015), pp. 183-192.

17. Ignorar la injusticia activa el autocontrol en el cerebro porque los humanos (y otros mamíferos) han evolucionado para ser extremadamente sensibles a

las transgresiones de la justicia. Golnaz Tabibnia, Ajay B. Satpute y Matthew D. Lieberman, «The Sunny Side of Fairness: Preference for Fairness Activates Reward Circuitry (and Disregarding Unfairness Activates Self-Control Circuitry)», *Psychological Science*, 19.4 (2008), pp. 339-347.

18. Lieberman denomina «sistema de frenado» a la corteza prefrontal ventrolateral derecha del cerebro.

19. Roy F. Baumeister *et al.*, «Ego Depletion: Is the Active Self a Limited Resource?», en *Self-Regulation and Self-control*, Routledge, 2018, pp. 16-44. El lector encontrará un buen análisis de las investigaciones sobre el agotamiento del ego en Mark Muraven, Jacek Buczny y Kyle F. Law, «Ego Depletion: Theory and Evidence», en R. M. Ryan (ed.), *The Oxford Handbook of Human Motivation*, Oxford University Press, 2019, pp. 113–134. Asimismo, puede verse una perspectiva general de los argumentos a favor y en contra del concepto de agotamiento del ego en Malte Friese *et al.*, «Is Ego Depletion Real? An Analysis of Arguments», *Personality and Social Psychology Review*, 23.2 (2019), pp. 107-131.

20. Patricia S. Churchland, *Brain-wise: Studies in Neurophilosophy*, MIT Press, 2002, pp. 214-218.

21. Patricia S. Churchland, «Neuroscience, Choice and Responsibility», *Topics in Integrative Neuroscience* (2008), p. 1.

22. Churchland hace referencia aquí al artículo «Fat and Free Will», *Nature Neuroscience*, 3, n.º 11 (1 de noviembre de 2000), p. 1057. Puede verse una investigación reciente sobre el papel crucial de la leptina en las complicaciones relacionadas con la obesidad

en Olof S. Dallner *et al.*, «Dysregulation of a Long Noncoding RNA Reduces Leptin Leading to a Leptin-Responsive Form of Obesity», *Nature Medicine*, 25.3 (2019), pp. 507-516, y Milan Obradovic *et al.*, «Leptin and Obesity: Role and Clinical Implication», *Frontiers in Endocrinology*, 12 (2021), p. 585887. Sobre otras vulnerabilidades genéticas a la obesidad, véase Ruth J. F. Loos y Giles S. H. Yeo, «The Genetics of Obesity: From Discovery to Biology», *Nature Reviews Genetics*, 23.2 (2022), pp. 120-133.

7. Mi cena con Stefan Zweig

1. Jean-Paul Sartre, *Huis clos*, 1944 [trad. esp.: *A puerta cerrada*; hay varias ediciones recientes].
2. Sartre califica de «inautenticidad» el hecho de actuar de mala fe dejando que otros te definan. Jean-Paul Sartre, *L´être et le néant*, 1943 [trad. esp.: *El ser y la nada*, Buenos Aires, Losada, 2017].
3. Para comprender realmente el procesamiento del yo en el cerebro, Lieberman sostiene que resulta esencial tener en cuenta la percepción y el razonamiento sociales. El «yo» no solo es un constructo generado de forma constante por numerosas regiones cerebrales, sino que además se ve fuertemente afectado por la influencia interpersonal. Matthew D. Lieberman y Jennifer H. Pfeifer, «The Self and Social Perception: Three Kinds of Questions in Social Cognitive Neuroscience», en *The Cognitive Neuroscience of Social Behaviour*, Psychology Press, 2004, pp. 207-248.

4. Existe una notable coincidencia neurológica entre el razonamiento social y la autoevaluación. Kevin N. Ochsner *et al.*, «The Neural Correlates of Direct and Reflected Self-Knowledge», *Neuroimage*, 28.4 (2005), pp. 797-814; Jennifer H. Pfeifer, Matthew D. Lieberman y Mirella Dapretto, «"I Know You Are But What Am I?!": Neural Bases of Self- and Social Knowledge Retrieval in Children and Adults», *Journal of Cognitive Neuroscience*, 19.8 (2007), pp. 1323-1337; Joseph M. Moran, William M. Kelley y Todd F. Heatherton, «What Can the Organization of the Brain's Default Mode Network Tell Us About Self-Knowledge?», *Frontiers in Human Neuroscience*, 7 (2013), p. 391; Adrianna C. Jenkins y Jason P. Mitchell, «Medial Prefrontal Cortex Subserves Diverse Forms of Self-Reflection», *Social Neuroscience*, 6.3 (2011), pp. 211-218.

5. Lieberman, *Social*, p. 198.

6. *Ibíd.*, p. 189.

7. *Ibíd.*, pp. 194-202.

8. Marcus E. Raichle *et al.*, «A Default Mode of Brain Function», *Proceedings of the National Academy of Sciences*, 98.2 (2001), pp. 676-682; Wei Gao *et al.*, «Evidence on the Emergence of the Brain's Default Network from 2-Week-Old to 2-Year-Old Healthy Pediatric Subjects», *Proceedings of the National Academy of Sciences*, 106.16 (2009), pp. 6790-6795.

9. Lieberman, *Social*, pp. 22-33. Hay quienes sostienen que la razón por la que nuestro cerebro aumentó de tamaño es la presión derivada de gestionar estructuras sociales cada vez más complejas. En otras palabras, nuestros grandes cerebros sirven para ayudarnos a

transitar por el mundo social. F. Javier Pérez-Barbería, Susanne Shultz y Robin I. M. Dunbar, «Evidence for Coevolution of Sociality and Relative Brain Size in Three Orders of Mammals», *Evolution*, 61.12 (2007), pp. 2811-2821.

10. Kipling D. Williams y Blair Jarvis, «Cyberball: A Program for Use in Research on Interpersonal Ostracism and Acceptance», *Behavior Research Methods*, 38.1 (2006), pp. 174-180; Kipling D. Williams, Christopher K. T. Cheung y Wilma Choi, «Cyberostracism: Effects of Being Ignored over the Internet», *Journal of Personality and Social Psychology*, 79.5 (2000), p. 748.

11. Naomi I. Eisenberger, Matthew D. Lieberman y Kipling D. Williams, «Does Rejection Hurt? An fMRI Study of Social Exclusion», *Science*, 302.5643 (2003), pp. 290-292.

12. Lisa Zadro, Kipling D. Williams y Rick Richardson, «How Low Can You Go? Ostracism by a Computer Is Sufficient to Lower Self-Reported Levels of Belonging, Control, Self-Esteem, and Meaningful Existence», *Journal of Experimental Social Psychology*, 40.4 (2004), pp. 560-567.

13. Naomi I. Eisenberger y Matthew D. Lieberman, «Why Rejection Hurts: A Common Neural Alarm System for Physical and Social Pain», *Trends in Cognitive Sciences*, 8.7 (2004), pp. 294-300.

14. C. Nathan DeWall *et al.*, «Acetaminophen Reduces Social Pain: Behavioral and Neural Evidence», *Psychological Science*, 21.7 (2010), pp. 931-937.

15. Naomi I. Eisenberger, «The Neural Bases of Social Pain: Evidence for Shared Representations with

Physical Pain», *Psychosomatic Medicine*, 74.2 (2012), p. 126.

16. Jaak Panksepp *et al.*, «The Biology of Social Attachments: Opiates Alleviate Separation Distress», *Biological Psychiatry*, 13.5 (1978), pp. 607-618; Eric E. Nelson y Jaak Panksepp, «Brain Substrates of Infant-Mother Attachment: Contributions of Opioids, Oxytocin, and Norepinephrine», *Neuroscience and Biobehavioral Reviews*, 22.3 (1998), pp. 437-452.

17. Geoff MacDonald y Mark R. Leary, «Why Does Social Exclusion Hurt? The Relationship Between Social and Physical Pain», *Psychological Bulletin*, 131.2 (2005), p. 202.

18. Paul D. MacLean y John D. Newman, «Role of Midline Frontolimbic Cortex in Production of the Isolation Call of Squirrel Monkeys», *Brain Research*, 450.1-2 (1988), pp. 111-123; Bryan W. Robinson, «Vocalization Evoked from Forebrain in Macaca Mulatta», *Physiology and Behavior*, 2.4 (1967), pp. 345-354. A partir de estos estudios, Lieberman infiere lógicamente la importancia de la corteza cingulada anterior dorsal para el apego madre-hijo y, por ende, para la supervivencia; cfr. Lieberman, *Social*, p. 55.

19. John S. Stamm, «The Function of the Median Cerebral Cortex in Maternal Behavior of Rats», *Journal of Comparative and Physiological Psychology*, 48.4 (1955), p. 347.

20. Nicholas K. Humphrey, «Nature's Psychologists», *New Scientist*, 1109 (1978), pp. 900-904.

8. Una mente brillante

1. Antonio Damasio, *Descartes' Error: Emotion, Reason, and the Human Brain*, Random House, 2006, pp. 34-51 [trad. esp.: *El error de Descartes*, Barcelona, Crítica, 2006].

2. Se ha constatado que la vergüenza y el estigma asociados a la demencia en las poblaciones asiáticas, entre otros grupos minoritarios (como los hispanos, los afroamericanos o los amerindios), contribuyen a reducir la detección de la enfermedad, demorar su diagnóstico y fomentar los obstáculos generales a su atención y tratamiento. Sahnah Lim *et al.*, «Alzheimer's Disease and Its Related Dementias Among Asian Americans, Native Hawaiians, and Pacific Islanders: A Scoping Review», *Journal of alzhéimer's Disease*, 77.2 (2020), pp. 523-537.

3. Damasio explica que estaba tan centrado en la inteligencia y la racionalidad de Elliot que no prestó mucha atención a sus emociones; cfr. Damasio, *Descartes' Error*, p. 44.

4. D. Keltner y J. S. Lerner, «Emotion», en D. T. Gilbert, S. T. Fiske y G. Lindzey (eds.), *Handbook of Social Psychology*, Springer, 2010.

5. Más concretamente, diversos estudiosos de los procesos de toma de decisiones prefieren alejarse de la dicotomía entre «frío» y «caliente», entre razón y emoción, para, en su lugar, intentar entender la razón como una función de múltiples modalidades superpuestas. Elizabeth A. Phelps, Karolina M. Lempert y Peter Sokol-Hessner, «Emotion and Decision Making: Multiple Modulatory Neural Circuits», *Annual*

Review of Neuroscience, 37.1 (2014), pp. 263-287; Gerald L. Clore, «Psychology and the Rationality of Emotion», *Modern Theology*, 27.2 (2011), pp. 325-338; Robert Oum y Debra Lieberman, «Emotion Is Cognition: An Information-Processing View of the Mind», en *Do Emotions Help or Hurt Decision Making? A Hedgefoxian Perspective*, Russell Sage Foundation, 2007, pp. 133-154.

6. Damasio, *Descartes' Error*, p. 128.

7. *Ibíd.*, p. XVI.

8. Antonio R. Damasio, «The Somatic Marker Hypothesis and the Possible Functions of the Prefrontal Cortex», *Philosophical Transactions of the Royal Society of London. Series B: Biological Sciences*, 351.1346 (1996), pp. 1413-1420.

9. Emadeddin Rahmanian Koshkaki y Sepideh Solhi, «The Facilitating Role of Negative Emotion in Decision Making Process: A Hierarchy of Effects Model Approach», *Journal of High Technology Management Research*, 27.2 (2016), pp. 119-128; Norbert Schwarz, «Feelings as Information: Informational and Motivational Functions of Affective States», en E. T. Higgins y R. M. Sorrentino (eds.), *Handbook of Motivation and Cognition: Foundations of Social Behavior*, vol. 2, Nueva York, Guilford Press, 1990, pp. 527-561.

10. Para hacerse una idea general de lo que hace la heurística de la afectividad, véase Paul Slovic *et al.*, «Rational Actors or Rational Fools: Implications of the Affect Heuristic for Behavioral Economics», *Journal of Socio-Economics*, 31.4 (2002), pp. 329-342. Para saber más acerca de cómo tendemos a

utilizar los sentimientos para determinar nuestra forma de pensar y decidir, véase Melissa L. Finucane *et al.*, «The Affect Heuristic in Judgments of Risks and Benefits», *Journal of Behavioral Decision Making*, 13.1 (2000), pp. 1-17. Para obtener una visión general del importante papel de las emociones en los procesos de toma de decisiones, véase Jennifer S. Lerner *et al.*, «Emotion and Decision Making», *Annual Review of Psychology*, 66.1 (2015).

11. Hago alusión aquí a un libro titulado justamente «Aprender a hablar alzhéimer», que enseña a los cuidadores estrategias eficaces para comunicarse con personas que sufren demencia. Joanne Koenig Coste, *Learning to Speak Alzheimer's: A Groundbreaking Approach for Everyone Dealing with the Disease*, Houghton Miflin Harcourt, 2004.

12. Gerald L. Clore y Karen Gasper, «Feeling Is Believing: Some Affective Influences on Belief», en N. H. Frijda, A. S. R. Manstead y S. Bem (eds.), *Emotions and Beliefs: How Do Emotions Influence Beliefs?*, Cambridge, Cambridge University Press, 2000, pp. 10-44.

13. Estamos tan predispuestos a creer o aceptar las cosas como hechos ciertos que nuestra mente incluso intenta dar sentido a los sinsentidos. Daniel T. Gilbert, Douglas S. Krull y Patrick S. Malone, «Unbelieving the Unbelievable: Some Problems in the Rejection of False Information», *Journal of Personality and Social Psychology*, 59.4 (1990), p. 601.

14. Para obtener una buena perspectiva general de nuestra tendencia a creer lo que nos dicen, véase Timothy R. Levine, «Truth-Default Theory (TDT): A Theory

of Human Deception and Deception Detection», *Journal of Language and Social Psychology*, 33.4 (2014), pp. 378-392. Somos tan propensos a la credulidad que no solo tendemos a creernos los halagos insinceros que nos dedican otras personas, sino también los emanados de estúpidos ordenadores. Elaine Chan y Jaideep Sengupta, «Insincere Flattery Actually Works: A Dual Attitudes Perspective», *Journal of Marketing Research*, 47.1 (2010), pp. 122-133; Brian J. Fogg y Clifford Nass, «Silicon Sycophants: The Effects of Computers That Flatter», *International Journal of Human-Computer Studies*, 46.5 (1997), pp. 551-561.

9. ¡Ay, humanidad!

1. Herman Melville, «Bartleby the Scrivener» (1853) [trad. esp.: *Bartleby, el escribiente*; hay varias ediciones recientes].
2. *Ibíd.*
3. *Ibíd.*
4. *Ibíd.*
5. Para obtener una buena visión general de a quién dicen los críticos que representa Bartleby, véase Milton R. Stern, «Towards "Bartleby the Scrivener"», *Bloom's Modern Critical Views: Herman Melville*, Chelsea House, 1979, pp. 13-38.
6. Melville, «Bartleby».
7. En este capítulo explicaremos por qué nuestra mente está biológicamente predispuesta a buscar intenciones, creencias y objetivos.

8. Andrew N. Meltzoff y M. Keith Moore, «Newborn Infants Imitate Adult Facial Gestures», *Child Development* (1983), pp. 702-709; Andrew N. Meltzoff y M. Keith Moore, «Imitation of Facial and Manual Gestures by Human Neonates», *Science*, 198.4312 (1977), pp. 75-78; Giuseppe Di Pellegrino *et al.*, «Understanding Motor Events: A Neurophysiological Study», *Experimental Brain Research*, 91.1 (1992), pp. 176-180; Luciano Fadiga *et al.*, «Motor Facilitation During Action Observation: A Magnetic Stimulation Study», *Journal of Neurophysiology*, 73.6 (1995), pp. 2608-2611; G. Rizzolatti *et al.*, «Localization of Cortical Areas Responsive to the Observation of Hand Grasping Movements in Humans: A PET Study», *Experimental Brain Research*, 111.2 (1996), pp. 246-252; Vittorio Gallese *et al.*, «Action Recognition in the Premotor Cortex», *Brain*, 119.2 (1996), pp. 593-609.

9. Giacomo Rizzolatti y Maddalena Fabbri-Destro, «Mirror Neurons», *Scholarpedia*, 3.1 (2008), p. 2055; Maddalena Fabbri-Destro y Giacomo Rizzolatti, «Mirror Neurons and Mirror Systems in Monkeys and Humans», *Physiology*, 23.3 (2008), pp. 171-179; Flavia Filimon *et al.*, «Human Cortical Representations for Reaching: Mirror Neurons for Execution, Observation, and Imagery», *Neuroimage*, 37.4 (2007), pp. 1315-1328.

10. Giacomo Rizzolatti y Maddalena Fabbri-Destro, «The Mirror System and Its Role in Social Cognition», *Current Opinion in Neurobiology*, 18.2 (2008), pp. 179-184; Marco Iacoboni *et al.*, «Grasping the Intentions of Others with One's Own Mirror

Neuron System», *PLoS Biology*, 3.3 (2005), p. e79.

11. Sentimos indirectamente tanto el dolor físico de los demás como el emocional. Obviamente, observar el dolor y experimentarlo no es una experiencia unívoca en el cerebro: existe una gran dosis de representación neuronal compartida. Philip L. Jackson, Andrew N. Meltzoff y Jean Decety, «How Do We Perceive the Pain of Others? A Window into the Neural Processes Involved in Empathy», *Neuroimage*, 24.3 (2005), pp. 771-779; Claus Lamm, Jean Decety y Tania Singer, «Meta-analytic Evidence for Common and Distinct Neural Networks Associated with Directly Experienced Pain and Empathy for Pain», *Neuroimage*, 54.3 (2011), pp. 2492-2502; Claus Lamm *et al.*, «What Are You Feeling? Using Functional Magnetic Resonance Imaging to Assess the Modulation of Sensory and Affective Responses During Empathy for Pain», *PloS One*, 2.12 (2007), p. e1292; Kevin N. Ochsner *et al.*, «Your Pain or Mine? Common and Distinct Neural Systems Supporting the Perception of Pain in Self and Other», *Social Cognitive and Affective Neuroscience*, 3.2 (2008), pp. 144-160; Sören Krach *et al.*, «Your Flaws Are My Pain: Linking Empathy to Vicarious Embarrassment», *PloS One*, 6.4 (2011), p. e18675; Bruno Wicker *et al.*, «Both of Us Disgusted in My Insula: The Common Neural Basis of Seeing and Feeling Disgust», *Neuron*, 40.3 (2003), pp. 655-664; Matthew Botvinick *et al.*, «Viewing Facial Expressions of Pain Engages Cortical Areas Involved in the Direct Experience of Pain», *Neuroimage*, 25.1 (2005), pp. 312-319.

12. Ulf Dimberg, «Facial Reactions to Facial Expressions», *Psychophysiology*, 19.6 (1982), pp. 643-647; Ulf Dimberg y Monika Thunberg, «Rapid Facial Reactions to Emotional Facial Expressions», *Scandinavian Journal of Psychology*, 39.1 (1998), pp. 39-45; Ulf Dimberg, Monika Thunberg y Kurt Elmehed, «Unconscious Facial Reactions to Emotional Facial Expressions», *Psychological Science*, 11.1 (2000), pp. 86-89; Lars-Olov Lundqvist y Ulf Dimberg, «Facial Expressions Are Contagious», *Journal of Psychophysiology*, 9 (1995), pp. 203-211; Krystyna Rymarczyk *et al.*, «Empathy in Facial Mimicry of Fear and Disgust: Simultaneous EMG-fMRI Recordings During Observation of Static and Dynamic Facial Expressions», *Frontiers in Psychology*, 10 (2019), p. 701.

13. David A. Havas *et al.*, «Cosmetic Use of Botulinum Toxin-A Affects Processing of Emotional Language», *Psychological Science*, 21.7 (2010), pp. 895-900. Si algo inhibe nuestra expresividad facial, nos volvemos menos capaces de experimentar las emociones del prójimo, puesto que imitar las expresiones de otros es una forma de interpretar lo que sienten. Paula M. Niedenthal *et al.*, «When Did Her Smile Drop? Facial Mimicry and the Influences of Emotional State on the Detection of Change in Emotional Expression», *Cognition and Emotion*, 15.6 (2001), pp. 853-864; David T. Neal y Tanya L. Chartrand, «Embodied Emotion Perception: Amplifying and Dampening Facial Feedback Modulates Emotion Perception Accuracy», *Social Psychological and Personality Science*, 2.6 (2011), pp. 673-678.

14. Dominik Mischkowski, Jennifer Crocker y Baldwin M. Way. «From Painkiller to Empathy Killer: Acetaminophen (Paracetamol) Reduces Empathy for Pain», *Social Cognitive and Affective Neuroscience*, 11.9 (2016), pp. 1345-1353.

15. Elaine Hatfield, John T. Cacioppo y Richard L. Rapson, «Emotional Contagion», *Studies in Emotion and Social Interaction*, Cambridge University Press, 1994; Elaine Hatfield *et al.*, «New Perspectives on Emotional Contagion: A Review of Classic and Recent Research on Facial Mimicry and Contagion», *Interpersona: An International Journal on Personal Relationships*, 8.2 (2014).

16. Stephanie D. Preston y Frans B. M. de Waal, «Empathy: Its Ultimate and Proximate Bases», *Behavioral and Brain Sciences*, 25.1 (2002), pp. 1-20; Hanna Drimalla *et al.*, «From Face to Face: The Contribution of Facial Mimicry to Cognitive and Emotional Empathy», *Cognition and Emotion*, 33.8 (2019), pp. 1672-1686; Jean Decety y Philip L. Jackson, «A Social-Neuroscience Perspective on Empathy», *Current Directions in Psychological Science*, 15.2 (2006), pp. 54-58; Shinya Yamamoto, «Primate Empathy: Three Factors and Their Combinations for Empathy-Related Phenomena», *Wiley Interdisciplinary Reviews: Cognitive Science*, 8.3 (2017), p. e1431; Frans B. M. de Waal, «The Antiquity of Empathy», *Science*, 336.6083 (2012), pp. 874-876; Lian T. Rameson y Matthew D. Lieberman, «Empathy: A Social Cognitive Neuroscience Approach», *Social and Personality Psychology Compass*, 3.1 (2009), pp. 94-110. Hay que señalar que el sistema

mimético se considera solo una de las vías que potencian la empatía.

17. Paul Bloom, *Against Empathy: The Case for Rational Compassion*, Ecco, 2016, pp. 65-67. En realidad, ponerse en el lugar del otro reduce nuestro nivel de acierto. Nicholas Epley, *Mindwise: Why We Misunderstand What Others Think, Believe, Feel, and Want*, Vintage, 2015, pp. 168-169; Nicholas Epley, Eugene M. Caruso y Max H. Bazerman, «When Perspective Taking Increases Taking: Reactive Egoism in Social Interaction», *Journal of Personality and Social Psychology*, 91.5 (2006), p. 872. Dado que intentar imaginar cómo es padecer demencia puede conducir a un error egocéntrico, la mejor forma de mitigar ese error es limitarse a formular preguntas directas a la otra persona acerca de su estado de ánimo; cfr. Epley, *Mindwise*, p. 173. Obviamente, esto se complica cuando la persona en cuestión se encuentra en una fase avanzada de un trastorno de este tipo. Ignorar el estado de ánimo del paciente es uno de los grandes obstáculos de la prestación de cuidados, e induce a muchos cuidadores a proyectar sus propias emociones en las personas a las que cuidan.

18. David Premack y Guy Woodruff, «Does the Chimpanzee Have a Theory of Mind?», *Behavioral and Brain Sciences*, 1.4 (1978), pp. 515-526; Helen L. Gallagher y Christopher D. Frith, «Functional Imaging of "Theory of Mind"», *Trends in Cognitive Sciences*, 7.2 (2003), pp. 77-83; James K. Rilling *et al.*, «The Neural Correlates of Theory of Mind Within Interpersonal Interactions», *Neuroimage*, 22.4

(2004), pp. 1694-1703; David M. Amodio y Chris D. Frith (2006), «Meeting of Minds: The Medial Frontal Cortex and Social Cognition», en *Discovering the Social Mind: Selected Works of Christopher D. Frith*, Psychology Press, 2016, pp. 183-207.

19. Fritz Heider y Marianne Simmel, «An Experimental Study of Apparent Behavior», *American Journal of Psychology*, 57.2 (1944), pp. 243-259.

20. Fulvia Castelli *et al.*, «Movement and Mind: A Functional Imaging Study of Perception and Interpretation of Complex Intentional Movement Patterns», *Social Neuroscience: Key Readings* (2005), p. 155; Fulvia Castelli *et al.*, «Movement and Mind: A Functional Imaging Study of Perception and Interpretation of Complex Intentional Movement Patterns», en *Social Neuroscience*, Psychology Press, 2013, pp. 155-169.

21. Para hacerse una idea general de la importancia de la predicción, véase Andy Clark, «Whatever Next? Predictive Brains, Situated Agents, and the Future of Cognitive Science», *Behavioral and Brain Sciences*, 36.3 (2013), pp. 181-204.

22. Elliot C. Brown y Martin Brüne, «The Role of Prediction in Social Neuroscience», *Frontiers in Human Neuroscience*, 6 (2012), p. 147.

23. Daniel Clement Dennett, *The Intentional Stance*, MIT Press, 1987. El concepto de «postura intencional» goza del respaldo de diversos estudios de neurociencia social. Bryan T. Denny *et al.*, «A Meta-analysis of Functional Neuroimaging Studies of Self- and Other Judgments Reveals a Spatial Gradient for Mentalizing in Medial Prefrontal Cortex»,

Journal of Cognitive Neuroscience, 24.8 (2012), pp. 1742-1752; Rogier B. Mars *et al.*, «On the Relationship Between the "Default Mode Network" and the "Social Brain"», *Frontiers in Human Neuroscience*, 6 (2012), p. 189; Robert P. Spunt, Meghan L. Meyer y Matthew D. Lieberman, «The Default Mode of Human Brain Function Primes the Intentional Stance», *Journal of Cognitive Neuroscience*, 27.6 (2015), pp. 1116-1124.

24. Nicholas Epley, Adam Waytz y John T. Cacioppo, «On Seeing Human: A Three-Factor Theory of Anthropomorphism», *Psychological Review*, 114.4 (2007), p. 864; Adam Waytz *et al.*, «Making Sense by Making Sentient: Effectance Motivation Increases Anthropomorphism», *Journal of Personality and Social Psychology*, 99.3 (2010), p. 410.

25. Melville, «Bartleby».

26. Epley, *Mindwise*, pp. 43, 49; Min Kyung Lee, Nathaniel Fruchter y Laura Dabbish, «Making Decisions from a Distance: The Impact of Technological Mediation on Riskiness and Dehumanization», en *CSCW'15: Proceedings of the 18th ACM Conference on Computer Supported Cooperative Work & Social Computing*, Human-Computer Interaction Institute, Heinz College, Carnegie Mellon University, 2015, pp. 1576-1589.

27. Lieberman, *Social*, p. 186.

28. Véase el capítulo 5.

29. Daniel C. Dennett, *Kinds of Minds: Toward an Understanding of Consciousness*, Basic Books, 1996, pp. 27-36.

30. Se ha constatado que la activación de la corteza

prefrontal medial implica que estamos pensando en otras personas y, por ende, nos involucramos en un razonamiento social; cfr. Amodio y Frith, «Meeting of Minds». Cuando nos involucramos menos, nuestra mente tiende a enmarcar a esas personas en «exogrupos». Lasana T. Harris y Susan T. Fiske, «Social Groups That Elicit Disgust Are Differentially Processed in mPFC», *Social Cognitive and Affective Neuroscience*, 2.1 (2007), pp. 45-51; Lasana T. Harris y Susan T. Fiske, «Dehumanizing the Lowest of the Low: Neuroimaging Responses to Extreme Out-Groups», *Psychological Science*, 17.10 (2006), pp. 847-853; Susan T. Fiske, «From Dehumanization and Objectifi-cation to Rehumanization: Neuroimaging Studies on the Building Blocks of Empathy», *Annals of the New York Academy of Sciences*, 1167.1 (2009), pp. 31-34.

31. Lasana T. Harris y Susan T. Fiske, «Perceiving Humanity or Not: A Social Neuroscience Approach to Dehumanized Perception», *Social Neuroscience: Toward Understanding the Underpinnings of the Social Mind*, (2011), pp. 123-34; Celia Guillard y Lasana T. Harris, «The Neuroscience of Dehumanization and Its Implications for Political Violence», en *Propaganda and International Criminal Law*, Routledge, 2019, pp. 199-216.

32. Melville, «Bartleby».

33. Nick Haslam *et al.*, «More Human than You: Attributing Humanness to Self and Others», *Journal of Personality and Social Psychology*, 89.6 (2005), p. 937.

34. Cuanto más diferentes de nosotros consideramos a

los demás, menos empatía sentimos por ellos. Shihui Han, «Neurocognitive Basis of Racial Ingroup Bias in Empathy», *Trends in Cognitive Sciences*, 22.5 (2018), pp. 400-421. Una de las cualidades que creemos que nos hacen «humanos» o que dan valor a las mentes es el libre albedrío; no es de extrañar, pues, que a menudo creamos que tenemos más libre albedrío que los demás. Epley, *Mindwise*, pp. 50-51; Emily Pronin y Matthew B. Kugler, «People Believe They Have More Free Will than Others», *Proceedings of the National Academy of Sciences*, 107.52 (2010), pp. 22469-22474.

10. Cuando lo correcto es lo incorrecto

1. Judith Jarvis Thomson, *Rights, Restitution, and Risk: Essays in Moral Theory*, Cambridge (MA), Harvard University Press, 1986.
2. Joshua D. Greene *et al.*, «An fMRI Investigation of Emotional Engagement in Moral Judgment», *Science*, 293.5537 (2001), pp. 2105-2108.
3. J. Greene, «The Secret Joke of Kant's Soul», en Walter Sinnott-Armstrong (ed.), *Moral Psychology*, vol. 3, *The Neuroscience of Morality: Emotion, Disease, and Development*, MIT Press, 2007, pp. 35-79.
4. Puede verse un buen análisis del tema en Joshua Greene y Jonathan Haidt, «How (and Where) Does Moral Judgment Work?», *Trends in Cognitive Sciences*, 6.12 (2002), pp. 517-523; Jesse Prinz, «Sentimentalism and the Moral Brain», *Moral Brains: The Neuroscience of Morality* (2016), pp. 45-73.

5. Jonathan Haidt, «The Emotional Dog and Its Racional Tail: A Social Intuitionist Approach to Moral Judgment», *Psychological Review*, 108.4 (2001), p. 814.

6. Lawrence Kohlberg, «Stage and Sequence: The Cognitive-Developmental Approach to Socialization», *Handbook of Socialization Theory and Research*, 347 (1969), p. 480. El enfoque «cognitivo-céntrico» de Kohlberg estaba muy influenciado por el trabajo de Jean Piaget, a quien se sigue considerando el psicólogo del desarrollo más destacado del siglo XX. Cfr. Jean Piaget, *Le jugement moral chez l'enfant*, 1932 [trad. esp.: *El criterio moral en el niño*, Barcelona, Martínez Roca, 1984].

7. Jonathan Haidt, «The Moral Emotions», en R. J. Davidson, K. R. Scherer y H. H. Goldsmith (eds.), *Handbook of Affective Sciences*, Oxford University Press, 2003, p. 852.

8. Frans de Waal y Stephen A. Sherblom, «Bottom-up Morality: The Basis of Human Morality in Our Primate Nature», *Journal of Moral Education*, 47.2 (2018), pp. 248-258.

9. Sarah F. Brosnan y Frans de Waal, «Monkeys Reject Unequal Pay», *Nature*, 425.6955 (2003), pp. 297-299; Jessica C. Flack y Frans B. M. de Waal, «"Any Animal Whatever": Darwinian Building Blocks of Morality in Monkeys and Apes», *Journal of Consciousness Studies*, 7.1-2 (2000), pp. 1-29; Colt Halter, «Empathy and Fairness in Nonhuman Primates: Evolutionary Bases of Human Morality», *Intuition: The BYU Undergraduate Journal of Psychology*, 14.2 (2019), p. 9.

10. Marc Bekoff y Jessica Pierce, «Wild Justice: Honor and Fairness Among Beasts at Play», *American Journal of Play*, 1.4 (2009), pp. 451-475.
11. Joshua D. Greene, «Dual-Process Morality and the Personal/Impersonal Distinction: A Reply to McGuire, Langdon, Coltheart, and Mackenzie», *Journal of Experimental Social Psychology*, 45.3 (2009), pp. 581-584.
12. Cada vez que nos resistimos al impulso de desaprobar una transgresión moral, se activa la corteza prefrontal dorsolateral, la parte del cerebro responsable del autocontrol. El rechazo de las transgresiones morales es automático. Joshua D. Greene, «Why Are VMPFC Patients More Utilitarian? A Dual-Process Theory of Moral Judgment Explains», *Trends in Cognitive Sciences*, 11.8 (2007), pp. 322-323. Como veíamos en el capítulo 6, pasar por alto un trato injusto también activa el autocontrol. Golnaz Tabibnia, Ajay B. Satpute y Matthew D. Lieberman, «The Sunny Side of Fairness: Preference for Fairness Activates Reward Circuitry (and Disregarding Unfairness Activates Self-Control Circuitry)», *Psychological Science*, 19.4 (2008), pp. 339-347.
13. Concretamente, somos más propensos a creer que un comportamiento con un componente moral es intencionado cuando tiene efectos perjudiciales. Joshua Knobe, «The Concept of Intentional Action: A Case Study in the Uses of Folk Psychology», *Philosophical Studies*, 130.2 (2006), pp. 203-231; Arudra Burra y Joshua Knobe, «The Folk Concepts of Intention and Intentional Action: A Cross-Cultural Study», *Journal of Cognition and Culture*, 6.1-2

(2006), pp. 113-132; Joshua Knobe y Gabriel S. Mendlow, «The Good, the Bad and the Blameworthy: Understanding the Role of Evaluative Reasoning in Folk Psychology», *Journal of Theoretical and Philosophical Psychology*, 24.2 (2004), p. 252; Joshua Knobe, «Theory of Mind and Moral Cognition: Exploring the Connections», *Trends in Cognitive Sciences*, 9.8 (2005), pp. 357-359.

14. Puede verse un análisis en profundidad del incompatibilismo y el compatibilismo en Paolo Galeazzi y Rasmus K. Rendsvig, «On the Foundations of the Problem of Free Will», *Episteme* (2022), pp. 1-19.

15. El filósofo Joshua Knobe admite que, aun cuando la demencia no constituye obviamente una simple cuestión de determinismo, en su caso resulta apropiado aplicar la teoría.

16. Shaun Nichols y Joshua Knobe, «Moral Responsibility and Determinism: The Cognitive Science of Folk Intuitions», *Nous*, 41.4 (2007), pp. 663-685. De nuevo, Knobe admite que, si bien las demencias no concuerdan directamente con los escenarios deterministas que idearon Shaun Nichols y él, el paralelismo que yo establecía entre las reacciones a sus situaciones imaginarias —concretas y abstractas— y las reacciones reales que se daban en mi grupo resulta pertinente, en tanto que ambas reafirman el papel de la emoción en nuestro juicio moral.

17. Adina Roskies, «Neuroscientific Challenges to Free Will and Responsibility», *Trends in Cognitive Sciences*, 10.9 (2006), pp. 419-423; Adina Roskies y Eddy Nahmias, «"Local Determination", Even If We Could Find It, Does Not Challenge Free Will: Com-

mentary on Marcelo Fischborn», *Philosophical Psychology*, 30.1-2 (2017), pp. 185-197.

18. Michael Gazzaniga, *The Ethical Brain: The Science of Our Moral Dilemmas*, Ecco, 2006, pp. 101-102 [trad. esp.: *El cerebro ético*, Barcelona, Paidós, 2015].

19. Bloom, *Descartes' Baby*, p. 177.

20. Sentir repugnancia y rechazo hacia otros predice nuestra probabilidad de deshumanizarlos. Simone Schnall *et al.*, «Disgust as Embodied Moral Judgment», *Personality and Social Psychology Bulletin*, 34.8 (2008), pp. 1096-1109; Erin E. Buckels y Paul D. Trapnell, «Disgust Facilitates Outgroup Dehumanization», *Group Processes and Intergroup Relations*, 16.6 (2013), pp. 771-780; Gordon Hodson, Nour Kteily y Mark Hoffarth, «Of Filthy Pigs and Subhuman Mongrels: Dehumanization, Disgust, and Intergroup Prejudice», *TPM: Testing, Psychometrics, Methodology in Applied Psychology*, 21.3 (2014); Allison L. Skinner y Caitlin M. Hudac, «"Yuck, You Disgust Me!" Affective Bias Against Interracial Couples», *Journal of Experimental Social Psychology*, 68 (2017), pp. 68-77. Sobre la perspectiva evolutiva acerca de por qué la repugnancia conduce a la deshumanización, véase Alexander P. Landry, Elliott Ihm y Jonathan W. Schooler, «Filthy Animals: Integrating the Behavioral Immune System and Disgust into a Model of Prophylactic Dehumanization», *Evolutionary Psychological Science*, 8.2 (2022), pp. 120-133. Recientemente también se han relacionado con la deshumanización otras emociones como la ira y el miedo. Roger Giner-Sorolla y

Pascale Sophie Russell, «Not Just Disgust: Fear and Anger Also Relate to Intergroup Dehumanization», *Collabra: Psychology*, 5.1 (2019). Todas estas investigaciones ponen de relieve el profundo vínculo que existe entre nuestras emociones y nuestros prejuicios morales.

21. Dennett explica que solo a quienes juzgamos «poseedores de mente» les asignamos un estatus moral, lo cual implica que les debemos consideración moral a la par que ellos nos la deben a nosotros; cfr. Dennett, *Kinds of Minds*, p. 4.

22. Al parecer, incluso creemos que en el fondo nuestros adversarios son buenos. Julian De Freitas y Mina Cikara, «Deep Down My Enemy Is Good: Thinking About the True Self Reduces Intergroup Bias», *Journal of Experimental Social Psychology*, 74 (2018), pp. 307-316.

23. Gazzaniga, *Ethical Brain*, p. 32.

11. Chica Supersabia

1. Simon Garrod y Martin J. Pickering, «Why Is Conversation So Easy?», *Trends in Cognitive Sciences*, 8.1 (2004), pp. 8-11.

2. Simon Garrod y Martin J. Pickering, «Joint Action, Interactive Alignment, and Dialog», *Topics in Cognitive Science*, 1.2 (2009), pp. 292-304; Laura Menenti, Martin J. Pickering y Simon C. Garrod, «Toward a Neural Basis of Interactive Alignment in Conversation», *Frontiers in Human Neuroscience*, 6 (2012), p. 185.

3. Greg J. Stephens, Lauren J. Silbert y Uri Hasson,

«Speaker-Listener Neural Coupling Underlies Successful Communication», *Proceedings of the National Academy of Sciences*, 107.32 (2010), pp. 14425-14430.

4. Garrod y Pickering, «Why Is Conversation So Easy?».

5. Martin J. Pickering y Simon Garrod, «An Integrated Theory of Language Production and Comprehension», *Behavioral and Brain Sciences*, 36.4 (2013), pp. 329-347; Holly P. Branigan *et al.*, «Syntactic Alignment and Participant Role in Dialogue», *Cognition*, 104.2 (2007), pp. 163-197; Susan E. Brennan y Herbert H. Clark, «Conceptual Pacts and Lexical Choice in Conversation», *Journal of Experimental Psychology: Learning, Memory, and Cognition*, 22.6 (1996), p. 1482; Kevin Shockley, Marie-Vee Santana y Carol A. Fowler, «Mutual Interpersonal Postural Constraints Are Involved In Cooperative Conversation», *Journal of Experimental Psychology: Human Perception and Performance*, 29.2 (2003), p. 326.

6. Martin J. Pickering y Simon Garrod, «Do People Use Language Production to Make Predictions During Comprehension?», *Trends in Cognitive Sciences*, 11.3 (2007), pp. 105-110.

7. Aquí Nietzsche aborda cómo «la mente popular» es proclive a imponer intencionalidad incluso a fenómenos sin sentido, y cómo el lenguaje refuerza esa tendencia. En cierto modo, se anticipa con ello al trabajo posterior de los filósofos experimentales sobre el tema de la «psicología popular», que estudia las intuiciones de nuestra mente. Cfr. Friedrich Nietzsche, *Zur Genealogie der Moral*, 1887 [trad. esp.: *La genealogía de la moral*; hay varias ediciones recientes].

8. Patrick Haggard, «Human Volition: Towards a Neuroscience of Will», *Nature Reviews Neuroscience*, 9.12 (2008), pp. 934-946.

9. Samuel Beckett, *En attendant Godot*, 1952 [trad. esp.: *Esperando a Godot*, Barcelona, Tusquets, 2015].

10. Friedrich Nietzsche, *Götzen-Dämmerung*, 1889 [trad. esp.: *El ocaso de los ídolos*, Barcelona, Tusquets, 2015].

11. Dennett explica que el poder de las palabras reside en su intrínseca capacidad para «resolver la duda y la ambigüedad» creando una impresión de claridad; cfr. Dennett, *Kinds of Minds*, p. 8.

12. Otra de las razones por las que la conversación resulta intrínsecamente esperanzadora es que los hablantes tienden a sobreestimar su propia eficacia. Boaz Keysar y Anne S. Henly, «Speakers' Overestimation of Their Effectiveness», *Psychological Science*, 13.3 (2002), pp. 207-212; Becky Ka Ying Lau *et al.*, «The Extreme Illusion of Understanding», *Journal of Experimental Psychology: General*, 151.11 (2022), pp. 2957–2962.

Epílogo

1. Daniel Kahneman, «The Marvels and the Flaws of Intuitive Thinking», en *The New Science of Decision-Making, Problem-Solving, and Prediction*, HarperCollins, 2013.

Índice alfabético

«Somos nuestra memoria,
somos ese quimérico museo de formas inconstantes,
ese montón de espejos rotos.»
JORGE LUIS BORGES

Desde LIBROS DEL ASTEROIDE queremos agradecerle el tiempo
que ha dedicado a la lectura de *Viajes a tierras inimaginables*.
Esperamos que el libro le haya gustado y le animamos
a que, si así ha sido, lo recomiende a otro lector.

Al final de este volumen nos permitimos proponerle otros títulos de
nuestra colección.

Queremos animarle también a que nos visite en
www.librosdelasteroide.com y en nuestros perfiles de Facebook, Twitter
e Instagram, donde encontrará información completa y detallada sobre
todas nuestras publicaciones y podrá ponerse en contacto con nosotros
para hacernos llegar sus opiniones y sugerencias.
Le esperamos.